中医的本质

叶舟/著
齐铁雄 白小小/主编

三通养生系列丛书

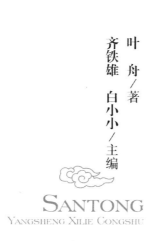

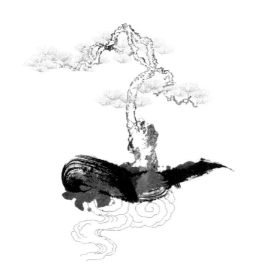

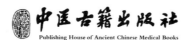

中医古籍出版社
Publishing House of Ancient Chinese Medical Books

图书在版编目（CIP）数据

中医的本质 / 叶舟著 . -- 北京：中医古籍出版社，2021.5
（三通养生系列丛书）
ISBN 978-7-5152-1821-2

Ⅰ.①中… Ⅱ.①叶… Ⅲ.①中医学—研究 Ⅳ.①R2

中国版本图书馆 CIP 数据核字（2018）第 235822 号

中医的本质
叶舟◎著

责任编辑	许丽
封面设计	尚世视觉
出版发行	中医古籍出版社
社　　址	北京市东直门内南小街 16 号（100700）
电　　话	010-64089446（总编室）010-64002949（发行部）
网　　址	www.zhongyiguji.com.cn
印　　刷	北京柯蓝博泰印务有限公司
开　　本	710mm×1000mm　1/16
印　　张	16
字　　数	223 千字
版　　次	2021 年 5 月第 1 版　2021 年 5 月第 1 次印刷
书　　号	ISBN 978-7-5152-1821-2
定　　价	68.00 元

国医大师代序

101岁国医大师自己的养生秘诀

有人说，中医是靠经验治病，中医理论不"科学"，这种观点对百姓有着不小的误导。之所以如此，是因为近代以来，传统文化被否定太过，人们习惯于站在西方文化科学的立场来看问题。

有人一旦看不到实验数据，看不到细菌微生物，光听到阴阳、五行等名词，想当然就觉得中医不科学。假如没有科学的理论指导，中医学怎么会传承数千年？人们如果了解中医的思维，知道中医理、法、方、药的严谨一贯性，就能明白中医治病的科学性。社会大众是深知中医药的价值的，这是它生存的根基。中医以疗效为生命线，这就是立身之本。

西方医学的模式原来是——生物模式，20世纪后期才发现不对，最后承认医学的模式应该是——生物、心理、社会模式。这是一个进步，但我认为仍不全面。虽然已重视了心理和社会对疾病的重要性，还没有把人提到最重要的地位。

中医与西医有一个很大的区别，就是西医着重治病，中医着重治病人。中医学是把人放在首位，根据宏观理论把人放在天地人群之间进行观察、诊断与治疗的。中医学受中华文化"天人合一"观的影响，如果要找个中医学的模式的话，应是"天人相应"观，即把人放在时间、地域、人群、个体中，进行健康保健预防与治疗的观察研究。

中医诊治疾病，不单单在追求"病"上，而是按"时、地、人"，把大环境以至个体的整体进行辨证论治与预防。比方2003年SARS流行，中医无法追求确认"冠状病毒"，而是根据当年的气候、环境、地理条件与病人的症候表现，确认SARS是湿邪为主的瘟疫病，实行辨证治疗与预防，取得了较好的效果。

药物不是万能，必须注重养生，只有意志坚定，才能持之以恒。作息以时，娱乐适宜，浪费时间需痛改，健康无价，不要对不起自己。

下面是邓老活到101岁自己琢磨出来的养生长寿秘诀：

一是心静以养心。

说到养生，很多读者的第一反应就是"吃什么、喝什么"好。在很多聚会场合，邓老也常常被问到类似的问题，他总是淡淡一笑。每次在讲养生话题时，他一定会把"养心养德"放在首位。"养德对于养生的重要性，在中医经典著作中是有据可查的"，邓铁涛教授常说，《千金要方·养性序》中指出："性既自善，内外百病皆悉不生，祸乱灾害亦无由作，此养性之大径也。"

中医还常说，"心主神明"，这是说心为人身之主宰，神明之心发出的意志，可以驾驭精神情绪、调适寒暑，这样就能维持机体内外环境的平衡，保证机体的健康。

邓老如何养心养德？

他年轻时除了跟随父亲读经典著作外，还酷爱看《论语》《孟子》《庄子》《道德经》等，获益匪浅。闲暇时，他喜欢练习书法。上小学时，他每天下午放学后的第一件事就是练习书法。后来，每当遇到心情不好的时候，他便会习惯用毛笔写字，令自己安静下来。而书法的内容，恰恰是表达他当时的思想或者是内心的倾诉。当书写完毕时，他会感到一身的轻松。邓老说："书法能养神，养神能练意，使一切杂念全抛到九霄云外，这种全身心的投入，有益于健康长寿。"

此外，邓老平时还习惯通过静坐、冥想等方法令自己获得内心的平静。邓老每天醒来后习惯在床边的凳子上打坐，打坐的要点是：单腿交换盘坐，上身自然放松，头位正直，自然闭目，含胸拔背，两手置于腹前相互轻握，以人体感觉舒适为度，按平常呼吸。邓铁涛教授介绍，此法不但在晨起和入睡前可以帮助静心，还能在旅途奔波中帮助安定心神。

二是身动则生阳。

生命在于运动，邓老说"动则生阳"，阳气是人体生殖、生长、发育、衰老和死亡的决定因素。我们每天有充沛的精力去学习和工作，我们的身体对疾病的抵抗力，都需要阳气的支持。所谓"得阳者生，失阳者亡"。"阳气"越充足，人体越强壮。阳气不足，人就会生病。阳气完全耗尽，人就会死亡。

邓铁涛教授说，近年在全国范围内的体质调查研究中，发现气虚质、阳虚质的人群比例上升，这与现代人的生活方式有密切关系。现代人多坐少动，长期处于空调环境下，阳气无以化生。要想补气补阳，最好的方法还是运动。

对于运动，邓老身体力行。在阳光充足的日子里，邓老经常会在午后下楼围着小区空地散步，走上10来圈至身上微微出汗、浑身温暖舒坦才回家。如果遇到雨天，他就在楼道里爬楼梯。很多都市人早出晚归，整天待在室内不见天日，与其晚上去俱乐部健身，不如在户外散步或快步走，特别是对于肾阳不足者，有助于改善精力不足、怕冷、夜尿多等问题。

邓老另一个酷爱的运动是八段锦，每天必定练习两次。有人以为八段锦、太极拳是老人的运动项目，但邓老说，他自年轻时就开始坚持每天练习八段锦，他还结合自身多年练习的经验，对传统的八段锦动作进行了改良，成为现时很受群众欢迎、简单易学而有很受用的"邓老八段锦"。

邓老强调，八段锦看似简单，但要达到显著的效果，还是要经过一段时间的苦练及深刻领会，才能达到目的。他要求在初学阶段，练习者采取自然呼吸方法，待动作熟练后，练习者可采用练功时常用腹式呼吸。在掌握呼吸方法后，开始注意同动作进行配合，最后达到动作、呼吸、意念的有机结合。

和太极拳不同，八段锦简单易学，不需要专门的师傅来教，从网上下载个视频到手机上就可以跟着练习了，不受时间、场地的限制，练完一遍只需15分钟左右，可以在工作的间隙或下班后练习。对于"忙到一次做完八个动作的时间都没有的人"，建议结合个人的身体特点，哪怕选八段锦中的一个动作经常练习，对体质的改善也有帮助。

针对都市人中有胃病的不少，邓老建议他们可以做摇橹的动作。邓老说，每天做摇橹的动作，有利于促进胃的动力，改善胃的血液循环。慢性胃炎、十二指肠球部溃疡患者，病情容易反复发作，建议这部分患者每天在家坚持做摇橹动作100次，坚持下来，可以减少胃病的复发。坚持摇橹练习，对于处于血压高值状态的人群，也能起到很好的干预作用，因为长期做摇橹动作，可以明显减小腹围，从而对临界高血压人群有很大的帮助。

三是食均衡有度。

对于讲究养生的人，常常在饮食上有很多禁忌。邓老平时不讲究忌口，家人煮什么他就吃什么。他出差到外地，也很喜欢品尝当地的特色小食，在饮食养生方面，他强调饮食杂食不偏，要有节度。邓老认为，在日常生活中应当以五谷、五果、五畜、五菜合理搭配，才能充分补充人体气血精微，从而达到健康长寿的目的。若食无定时，过饥或过饱，都易伤脾胃。脾胃损伤，则诸病丛生。无论是养生保健，还是治病救人，他都重视脾胃功能的调理。

邓老平素喜欢吃核桃，每天坚持吃一两个，他说，核桃有补肾、固精强腰、温肺定喘、润肠通便的作用。邓老食用核桃，最明显的效果是没有夜尿，大便通畅。现代营养学研究也认为，长期进食少量核桃，对改善记忆力、延缓大脑衰老有一定的辅助作用。

邓老强调，核桃虽好，但也不能多吃，多吃则容易滋生湿热。如果吃后有咽喉疼痛等热象时，可以适当喝些淡盐水，吃些萝卜、雪梨、火龙果等蔬果，解决上火症状，这也体现了邓老在养生保健中因时因地制宜的思想。

四是沐血管体操。

善用沐浴也能起到养生效果。邓老在数十年的生活中，养成了用冷热水交替洗澡的习惯，他将这个方法称之为"血管体操"。他说，冷水能促进血管收缩，而热水能使血管扩张。在洗澡的过程中，冷热交替，血管一收一张，可以增加血管壁的弹性，减少血管壁上脂质的沉积，延缓血管硬化的发生。

邓老今年101岁，他的颜面及四肢皮肤仍然保持较好的弹性，并且很少老人斑，与他长年坚持的这一生活习惯是有密切关系的。邓老强调，在开始运用这个方法时，要因人因时而异，冷水不一定很冷，热水也不能太热，只是在洗澡过程中保持一定的温差，并且要自己能接受为宜。

特别是对于年长的高血压患者，刚开始时不能有太大的温差，否则也会出现意外。等慢慢习惯之后再逐渐将水的温差拉大，这就是关键所在。

沐浴的另一重头戏就是"沐足"。邓老说："人的脚犹如树的根，树枯根先竭，人老脚先衰，脚对人体养生保健起着重要的作用。"邓老善于通过足疗治疗一些常见病，比如有时因为工作忙，精神高度紧张出现睡眠不好时，他会在静坐的同时用双手按摩、揉搓脚背及脚心，每次10~30分钟，以劳宫穴摩擦涌泉穴，以加速脚部的血液循环，帮助入睡。

是为序！

序言

整体关系进化宇宙观——解读中医的新世界观

中医的危机是世界观的危机，是没有全面、系统、精准解读《黄帝内经》等中医经典中的世界观和方法论的危机，中医的出路在于重新从根本上解读中医经典中的世界观和方法论。

中医以往都是狭窄地使用辩证的世界观和与之相适应的平衡方法论来养生治病，这虽然能解决一部分问题，但还有许多问题无法解决。

中医明明也利用了因果法则治病养生，如找病因、找药物就是运用的因果法治病；又如，分析病因是在皮肤、在血脉，还是在五脏六腑里，就是运用层次法治病。而且，逻辑法和身心灵层次法的运用，并不见得比辩证法治病少。

为什么中医只强调辨证治病，只认为治病养生的根本方法是辨证呢？而且只形成了辨证治病理论呢？

我认为是过分狭隘地解读了古中医，这十分不利于中医的现代化、国际化和科学化。如果你学了信息论、系统论、控制论、协同论、进化论等，再回过头来看中医理论，就会得出中医首先是科学的、动态的、逻辑的、整体的，而后得出养生治病的三大步骤：

第一步：四诊法——查疾病信息；

第二步：系统法——找疾病原因；

第三步：开处方——治疾病方法。

中医是真正科学的！

我一直认为，中医之所以伟大，是因为在几千年前就提出了整体关系进化的气化宇宙观，不仅仅是辩证互动宇宙观，中医养生治病的本质是调关系。

中医理论需要重新解读，需要站在中国大文化的背景下重新解读。中医理论不是落后，而是太超前、太伟大了。许多人认为西医具有完整系统的科学理论，比中医伟大，是这样吗？当然不是，中医是真正的气度恢宏、体系庞大、严谨务实的医学。

为什么这么说？

因为伟大的中医根植于伟大的中国传统文化，根植于儒释道等诸子百家的大智慧。那么，中医究竟伟大在哪里？中医只有一个理论统率着三大原理，而且逻辑严谨，是十分成熟的科学，是进入大道层面的科学。

很多人之所以认为中医没有完整的理论体系，是因为绝大多数专家学者只是断章取义地、片面地继承了传统，只是人云亦云的经验中医而已。中医绝不是经验中医、玄学中医，而是理论中医、真理中医，但许多人却不这么认为。

因此，中医最大的问题是重新解读世界观和方法论的问题。中医要走出困境，首先得使中医理论体系化、现代化、大众化、简洁化，否则就没有观众、没有未来。

我认为，目前对中医核心理论的解读是不全面的，也是不够系统的，仅从《黄帝内经》一书中就可以解读出不同的中医治病养生原理。

传统的专家认为中医的基础理论是：藏象学说、辨证法则、全息法则、五行平衡法则、气化法则、经络法则、天人合一法则、象数术法则、方剂理论、中药理论、治未病理论等等。

我认为目前中医养生治病的基本原理太过复杂，没有一个统一的基本原理，不能让后学者和大众一目了然，一学就会，一用就灵，不利于中医全球化。

清代医学大师薛雪说："凡事要归于易简，不根于虚静者，即是邪术，不归于易简者，即是旁门。"事实上，中医几千年来，学说、门派众多，给后来者人为地制造了许多难以跨越的障碍。

几千年来，医学流派众多，依持的治病养生原理也不一致，以至于公说公有理，婆说婆有理，莫衷一是。再加上玄学、迷信等误导中医，故中医的声誉越来越差，越来越没有市场。

为了振兴中医，我们要对中医的基本原理进行大胆的重新归纳和提升，重新梳理中医养生治病的基本规律，以便让更多的人理解、接受，使中医站在更高的视野为人类服务。

我这些年经常对中医哲学进行思考，最后得出了不太成熟的中医理论，表达如下，希望起到抛砖引玉的效果。我认为：

中医世界观——气+关系进化+全息论；

中医方法论——苦+堵+通。

先说中医的世界观——气的关系进化全息论：

人是气的关系进化运动的全息结晶，也就是说，中医世界观的原材料，既不是纯粹物质的、能量的，也不是纯粹意识的、信息的，而是以气的名相性来统一表达的，气是物质、能量、信息的打包存在，是一种简洁描述宇宙最初的存在。这是一种智慧的表达，把许多扯不清的问题一起打包成"气"，便于大众直观感受和理解。

气——中医世界观的客观前提；

关系进化——中医世界观的表现特征；

全息结晶——中医世界观的关系运动结果。

气是前提和条件；

关系运动是气的运动特征和存在形式；

全息结晶是气的阶段性总结遗传体。

气=物质+能量+信息；

关系进化=辩证进化+因果进化+层次进化；

全息结晶=信息打包+全息共存+基因传递。

针对世界的大本大源，不同的学说有不同的世界本源观：

道家——世界是道生万物；

佛家——世界是空生万有；

儒家——世界是天生万象；

基督教——世界是神创万类（形象比喻）；

霍金——世界是奇点大爆炸生宇宙；

中医——世界是气生化万物。

真相只有一个，百家学说都用不同的词表达了同一个真相，都很伟大，了不起。

中医讲的世界的万象，包括人类都是气所化生。当然，中医讲气，并不是讲诞生宇宙之前的那团气，而是气化1.5亿年后的今天的气。请注意：原初的气和今天已进化了的气是不同的，有很大的区别。

当然，现代科学到目前为止，世界的本源到底是什么，也许是物质的，也许是能量的，也许是关系的，谁也没说彻底，谁也不能统一物质、能量、信息，都只是一种暂时的说法，有待后人统一。虽没有统一说法，但并不妨碍我们对中医的研究，在养生治病中的运用。

气对于人来说，有如下存在形式：

气化人=物质人+能量人+信息人；

气化人=固态人体+液态人体+气态人体；

气化人=肉体人+心理人+精神人。

关于中医的本源存在论，我想绝大多数中医专家、学者都不会反对气化说。

不过，下面我要说的气的运动特征就很难苟同了。

传统中医气的运动特征和规律是辩证运动，包括阴阳分论、五行相生相克分论、药的升降沉浮等，即现在中医教材中所说的所有分支点，从病的理、法、方、药到养生等，都是在论证辩证法的伟大。

我反复研读揣摩《黄帝内经》和其他中医经典有八十年，觉得气的运动特征和规律有多种形式，仅用单一的辩证规律来表达，是十分有局限的，是相当片面的。我为此思考了几十年，总想找出更准确的表达，这八十多年来得出的结论是：

气的关系进化运动规律=辩证关系进化+因果关系进化+层次关系进化。

这里有三点与传统气的运动规律有些不同：

区别第一点：增加了因果进化+层次进化；

区别第二点：将平级互动改为了进化运动；

区别第三点：从侧重局部物质运动转向侧重整体关系运动。

传统中医师诊断疾病所使用的工具是眼睛、鼻子、嘴巴和手指，即对应望、闻、问、切四诊法，诊断疾病使用的哲学思维方法主要是辩证法，如八纲辨证等，而不太突出因果法、层次法，其实这是十分有局限性的。

我们学多了西医，便误认为只有西医讲逻辑、讲简单因与果和复杂因与果，误认为中医经典就不讲逻辑、要素、前提、结果，不讲因果关系，其实不谬不然。我们从《黄帝内经》等无数中医经典中都能随处看到病因的多维性、分析的全维性、处方的前提性、药物的组合性，等等。中医不是局部逻辑、系统逻辑，而是整体逻辑、全维逻辑，是大智慧。

中医的初级思维方法：辩证思维——如辨阴阳；

中医的中级思维方法：因果思维——如辨寒热；

中医的高级思维方法：层次思维——如辨表里。

在中医养生治病中，使用得最多的其实并不是辩证思维，而是因果思维，是通过结果找原因，如六淫致病、七情致病、饮食劳伤致病等。今天的中医师更是普遍在用因果思维养生治病，西医使用的就是纯粹的因果思维治病救人，只不过是使用的简单因果、狭义因果而已，不像中医使用的是广义因果、整体因果罢了。

宋代名医陈无择的《三因极一病证方法》一书说："凡治病，先须识因，不知其因，病源无目。其因有三——曰内，曰外，曰不内外。内则七情，外则六淫，不内不外，乃背经常。"

虽然中医古籍中对因果治病养生，没有提出十分简洁明了的方法，不像对辩证养生治病总结得那么条分缕析，但并不能否定中医早已对气的关系进化有全面、战略、动态的洞察。古中医认为：

辩证法——只是人类对世界万象的宏观初级认识；

因果法——才是在更广义的整体关联进化中把握养生治病，也就是说，因果法高于辩证法治病和养生。

辩证法——多使用的方法是斗争、对抗、互侮、调和；

因果法——多使用的方法是互助、共享、共生、要素组合。

另外，气的关系运动并非混乱运动、倒退运动，而是整体进化运动。有进化才有人类的出现，有进化才有层次迭代的出现，才有人生境界的出现。

孔子说"三十而立""四十不惑""五十知天命""六十耳顺""七十从心所欲不逾矩"——随着年龄的增长而使整体素质不断提

升,不断攀登到最高境界。

因此,气的关系进化除了初级的辩证进化之外,还有中级的因果进化和最高级的层次境界进化。善医者,先医其心,而后医其身。以心医心之法,乃是最妙上乘!《内经》到处都说到层次性,如真人、至人、圣人、贤人等养生大家的细微层次区别,又如病情伤害身体的深浅层次是由表及里、由外及内的,再如疾病也有身心灵三个不同的层次,等等。总之,在养生治病的方法里,越是医术高明的人,越是国医大师,使用层次法治病的时候就越多。因为他们深知,任何低级别的人事物、疾病等都是由更高级别的存在控制和左右的。

任何一个人的气化运动都一定包括这三大关系进化运动,我认为,中医只有对气的认识上升到对三大递进的关系进化运动的高度认识时,中医才包容了西医的逻辑性、科学性和局部的先进性,才在层次进化上超越了西医的物质性、低窄浅性和不足性,才有可能以道御术,以中医理论的宏大叙述来兼并西医这个"分公司",才会使中医重获生机,为全人类的养生健康事业造福。

我已经讲了中医世界观三个观点中的前两个,气和关系进化,下面再讲一讲第三个观点:全息结晶。

全息结晶是气的关系进化运动的结晶,这个结晶体有三个伟大意义和目的:

全息结晶=信息打包+全息共存+基因传递;

全息结晶=信息互通+共享共生+生命迭代。

气的运动不是盲目的运动,任何气的运动都会有阶段性结果。

人作为气的进化运动,自然也会有阶段性结果——人的优化基因出现。一代一代的人,都会有基因打包迭代,而且每一代都不同,一代胜于一代,一代比一代强,这是进化的整体趋势,而且是天天向上的趋势。

既然宇宙是进化的、发展的、向上的宇宙,那么,人也是走在天天向上的进化的旅程中。由于人的个体寿命目前一般不超过120岁,人都有一死,那么,人怎么解决进化问题?只能通过优化基因来解决。

基因传递的三大意义：

一是，生物学肉体人的意义；

二是，社会学文化人的意义；

三是，宇宙学精神人的意义。

正因为有了基因打包术，才有了植物进化、动物进化和人类进化的历史。

什么是基因？

基因是对前文明的逻辑打包！

基因以什么形式存在？

以全息互通、共存、遗传的形式存在。

基因的自织显然有着天然的大智慧，这种大智慧体现在三个方面：

一是，能将上代全部信息进行逻辑化打包；

二是，为防止"绝代"的风险，基因以大数据量的全息存在；

三是，基因与所有"兄弟"基因能互通有无，互助共生。

这就是基因的"过人"之处，这展示了宇宙进化的精神性。

如此一来，我们便能更好地理解基因全息的伟大意义了。

中医的精髓部分不是气和全息结晶，而是无限丰富多彩的三大递进的关系进化运动。这正如人生真正精彩的是过程，不是结果和从哪里出发一样。

一句话，中医的核心词是"关系进化"，而不是物质器官进化！

许多中医学者只侧重脏腑的物质存在性，而忽略了脏脏之间的关系进化性，故对有些需要用因果关系或层次关系的特殊规律来治病时，辩证的那一套就失灵了，这才是无数中医专家对许多病束手无策的根本原因。

中医的世界观已讲清楚了关系的重要性，即治病就是调关系。

我希望未来的中医人士一定要记住这句话——养生治病的核心就是调关系，中医大师历来都是关系大师。

总之，我对中医的十几部原典如《黄帝内经》《金匮要略》《伤寒论》《千金方》《本草纲目》等进行了系统的研究，并结合中医历史上各位大师的心得体会，认为中医养生治病的套路虽然很多，但基本原理只有一个——气的关系进化全息律，除此之外，没有其他更基础的规律。其他规律都是在这一根本规律的基础上展开的。

什么是气的关系进化全息律？

人是气在辩证进化、因果进化和层次中自重的全息高级动物，人的一切疾病都是由于三种关系进化中阻塞而生，治病的方法就是找出关系进化中的阻塞原因而打通之。

我认为只有进一步简化中医养生治病原理，才不会陷入气、阴、阳、五行、形态、脏腑、六淫、五邪、津液、望闻问切、中药、汤头、八法、寒热虚实、切脉、针灸、火罐等无数玄乎的概念之中去，不能统一不能逻辑地系统的理解并把握的头痛现状。

今天许多学中医的年轻人一听到玄玄乎乎的中医概念便望而生畏，退而却步，转学西医。西医多简单，查病有仪器，只需按按钮，开处方有成药直接对应，根本不用学上十年八年，而中医要出一个主治医生没有十年八年是不可能开处方治大病的。

为什么要那么长时间？仅360多个大小穴位就足够你背上三个月了，更别说在找穴位背对应疾病应施治的穴位。

为了让更多人能听懂中医治病养生的方法，为了使中医方法走向全人类，我将中医无数的方法、原理、学说进行提炼，最后得出下面这个公式：

中医养生治病的方法=苦+堵+通=调关系。

苦——身心灵有病的应映特征；

堵——一切疾病的直接原因；

通——打通堵塞点，恢复畅通性。

这三个字外行也能一听就懂，故能为更多人理解并接受。

这个公式中蕴涵的精神就是——调关系。

下面我们来简述一下"苦、堵、通"三个字的丰富内涵。

苦=身苦+心苦+灵苦。

病是什么状态，是如何发现的？是"痛"的状态，痛则有病。

身苦：肉体受伤会直接反映为疼痛，身体有病也可能直接反映出身体某部位疼痛；

心苦：心理活动一旦不能处理好自己与他人、单位、事业的关系，就会自然升起一股负能量，表现为烦躁、担忧、恐惧、气愤等七情特征。

灵苦：人是精神动物，人是宇宙精神的最高体现，宇宙是全息的，是天人合一的，我即你，我即他，我即万物，我只是整体宇宙进化的一种幻现，一种短暂的存在，我如果看不到这一点，心灵就处于碎片分割之中，就会断章取义，就会随波逐流，找不到归依，找不到宇宙整体大本营，找不到回家的路，尤其是在物欲肉欲横流的时代，我们的双眼更加容易迷失于灯红酒绿之中不可自拔。如此一来，我们都成了无家可归的流浪狗，陷入碎片之中的能量是有限的，关系是孤单的，因此人的灵魂多是孤苦无依的。

病是怎么产生的？是"堵"产生的，是"堵"导致的。

堵=身体堵+心理堵+心灵堵。

身体堵的现象很直观，每个人都有不通的时候，或表现在鼻子，或表现在肚子、胸口等部位。一般来说可简述为三小类：经络堵、气血堵和器官堵（如肠胃等）。

人生病，80%以上跟血管堵塞有直接关系！比如白内障，是因为眼睛微细血管堵塞日积月累造成的！比如癌症，是因为身体长期严重营养不均衡，红细胞长期缺氧，导致细胞病变引起的变异。

世上本无癌，只是瘀和堵：

堵在毛细血管末梢，叫微循环障碍；

堵在心脏，叫梗；

堵在毛细血管，叫瘤；

堵在肝脏，叫肿瘤；

堵在子宫，叫肌瘤；

堵在乳腺，叫增生；

堵在甲状腺，叫结节；

堵在脸上，叫痤疮；

堵在皮肤，叫疙瘩；

堵在腿上，叫曲张；

堵在黏膜，叫囊肿。

是否有人想过为什么会堵？水管堵是因为水垢，以及泥沙杂质日积月累堆积造成，这个容易理解！血管堵是因为毒素、甘油三酯无法及时代谢排出，低密度胆固醇堆积粘黏血管壁的结果！

心理堵的现象随时可显现：怒、忧、愁、思、悲、恐、惊、烦等都是。心理堵，一般分为三小类：情绪堵、情感堵、情智堵。

心灵堵的现象也能从每个人的言行举止上看出来，如精神萎靡、精神亢奋、没有信仰、没有底线等，我一般将心灵病也分为三小类：信仰病、格局病、气度病。没有信仰、大格局和气度，都不能实现天人合一，都只是一个流浪者。

病要怎样才能摆平？

要"通"，要打通堵塞点才能摆平。

三通=供+排+调。

病多气滞，法用三通，通是打通一切身心灵疾病的方法和技巧。

"病多气滞"：不同疾病的病因有内伤、外感、七情、六淫，还有饮食劳倦、跌打损伤等导致的堵。当人体正虚或邪实之时，致病因素干扰人体的正常功能，便会出现经络不调、气血瘀滞的情况。经络是病邪由外入内的通道，具体表现为相应经络不调，气血运行不畅。随着气血的运行，病变便由浅入深，进入脏腑。总之，疾病皆因气血不通所产生。《素问》指出"气血不和，百病乃变化而生"，孙思邈在《千金方》中说"诸病皆因血气壅滞，不泻宜通"。

法用三通：中医打通堵滞的方法、技巧很多，最常用的方法有"中医八法"——汗、下、和、吐、温、清、和、补等。其实，我认为这八种方法只能算是技巧层面的总结，只是术的多种展示。这八种技巧还可以进一步提炼归纳为更有逻辑的三种方法，就是——供、排、调。

有病就是不通，就是堵。堵有三种表现形式：

第一种，实证气盛而堵；

第二种，虚证气弱无力推动而堵；

第三种，有实有虚，有的地方盛有的地方虚而堵。

堵一般都是这三种表现形式，如果不能查明堵的具体原因，就不能因症施治。因此，针对气滞的三大类原因，分别对应的处方是：

针对气盛者——用排泄法；

针对气虚者——用供补法；

针对既实又虚者——用调和法。

三通法的目的只有一个，就是通。《易经》上说，往来不穷谓之通。通者，畅通也。化用在日常生活中，我认为，大多数人不能健康长寿，最大的原因就是身心灵到处都有结，都不通。

因此，我认为中医养生治病的方法就三大招：

中医三通法=供补法+排泄法+调和法。

下面我们再次解读一下《黄帝内经》一书中的养生三大原则：

原则一：清积——排；

原则二：和中——调；

原则三：养元——供。

《黄帝内经》是一部理论性极强、内容异常丰富、全面的医学巨著。但纵观全篇，真正涉及内服的治疗方剂则数之寥寥，可是在针砭外治方面，预防养生方面却占有很大的篇章，尤其是提出的清积、和中、养元三原则更是精辟绝伦。

首先讲"清积——排"。

今天，许多人身心灵都瘀堵，因此百病排为先。只有先排清了经络中的"淤泥"，身心灵才能全面受补。这正如一台运行的汽车，时间长了就要清洗油泥、飞尘、垃圾等，再添上机油，这样开起来才能省电省能源。人亦如此，一个人肝内堆积了许多用不上的"油"，这些"油"由于没有及时清理，逐渐堆积，而且越积越多，以至于干扰了肝的正常"工作"，最后就形成了脂肪肝。如果脂肪肝没有得到及时治疗，病变的范围就会扩大，波及附近的其他器官，正所谓"城门失火，殃及池鱼"，屋漏又遭连阴雨，一处不通，就会导致处处不通。

中医有个概念叫"积聚"，积聚分为：气积、血积、食积、酒积、痰积、肉积、水积、乳积……这些积滞犯于经络则经络湮瘀，犯于血脉则血脉阻塞，犯于五脏则五脏受累，犯于筋骨则筋骨获殃。

究其积聚的成因，中医认为有外因和内因两大因素。所谓外因，中医认为是"风、寒、暑、湿、燥、火"等外邪的侵害；所谓内因则是暴饮暴食等不良生活习惯造成的营养过剩、运动量减少使营养物质不能消耗利用而积存体内，或因情志抑郁造成阴阳代谢失衡、有毒物质和惰性物质不能及时排泄而滞留体内，这就是造成积聚的主要原因。

中医认为，风为百病之长，积为百病之源，先积而后着风。我们不妨结合积聚的成因，来看一下现代疾病及亚健康症候群中没有一个不与积聚有直接因果关系的，故有十人九积之叹！庆父不死，鲁难未已，积聚不除，人何以堪。《素问·汤液醪醴论》针对上述"嗜欲无穷，而忧患不止，精气驰坏，荣泣卫除"的普遍现象，响亮地提出了"清积"这个典型的调治原则，用清泻祛积的方法，疏通洗涤脏腑血脉，这样才能精神自生、形体自盛、骨肉健壮、健康长寿。

其次讲"和中——调"。

和法是中医养生的重要原则，《素问·五常政大论》指出，无疾者求其藏，药以祛之，食以随之，和其中外，可使毕已。大意是：由于积聚糟粕长期盘踞在人体内，会给各脏腑功能造成不同程度的损害。如同盗贼潜入家中，必先开门驱贼，就是先以药祛积，无积后当求其藏，食以随之，以食疗调其肠胃，和其中外，修复藩墙，方可万事大吉。"中"从广义讲，泛指体内腹腔，有"中府""中州"之谓；狭义讲，指的是脾胃或消化系统。中医对脾胃及其功能高度重视："脾胃者后天之本"，认为人的健康长寿与否，根本取决于脾胃的壮旺与否。再者，脾胃为人体营养敷布的总枢机关。《素问·经脉别论》篇指出："饮入于胃，游溢精气，上输入脾，脾气散精，上归于肺，通调水道，下输膀胱，水精四布，五经并行，合于四时五脏阴阳，揆度以为常也。"由此可见，脾胃不但吸收水谷精华，分布人体所需营养，而且还有统调脏腑阴阳、经络血脉的关键作用，中医所说的"得胃气者生，失胃气者死"就是这个道理。从这上面看，调理脾胃、和其中外的养生原则就显得尤为重要了。

最后就是"养元——供"。

元气是人安身立命、健康长寿的总宰，是人体精、气、神统摄的总汇。清代医学家徐灵胎这样描述说："元气者，视之不见，求之不得，附于气血之内，宰乎气血之先，其成形之时，已有定数"，并说："无火而能令百体皆温，无水而能令五脏皆润，皆赖此也。"这就是说，元气是人的生命之本，生命之源。虽然它是视之不见，求之不得，但它却是实际存在的，并且对人的身体健康、生命寿夭起着决定性的作用。他还把元气对于生命比喻为薪柴与火的关系："譬如置薪于火，始燃尚微，渐久则烈，薪力即尽，而火熄矣。其有久暂之殊者，则薪之坚脆异质也"，大意是：生命的长短，取决于元气的盛衰，就像火燃的久暂，取决于薪质的坚脆是一个原理。

谈到养，很多人就会认为养就是补，这是一个误区。养和补是不是同一个概念？并不尽然。

《素问·五常政大论》里明确讲道："夫经络以通，血气以从，复其不足，与众齐同，养之和之，静以待时，谨守其气，无使倾移，其形乃彰，生气以长，命曰圣王。"就是说养是有前提的，必须先清除糟粕，疏通经络，调和气血，修复脏腑，这是关键。因为人体是一个有机的整体，体内营养通过脏腑是会相互转化的，也会相互补充。我们通过调整脏腑功能，把那些惰性的功能激活为积极的功能，把那些无用的物质转化为有用的物质，通过调整，使阴阳得以平衡，元气得以濡养，精气得以充盈，这样"调"字当头，养也就在其中了。通过调养，使人体呈现出高度和谐统一的状态，从而达到健康长寿的完美境界。

如何打通身体瘀堵？

很多人想到药物，不可否认药物有一定的控制作用；

但人不是由药构成，而是由营养素组成。所以，人生病的原因，是因为组成人的生命体——细胞有了病变，得不到营养而造成的结果。

为身体细胞提供均衡营养，为身体细胞提供足够氧气，为身体细胞新生和代谢提供足够营养和氧气。

这就是细胞营养的神秘之处，这就是细胞营养治病救人的核心。

这就是细胞营养超越，并超前现有医学和营养学数十年的时光飞越！

打通的三种方法之中，最根本的是供补法，养生的"养"，是以供补为主体的，以排清为辅，以调和为策略的意识。

温长路教授说，《黄帝内经》提出："故智者之养生也，必顺四时而适寒暑，和喜怒而安居处，节阴阳而调刚柔，如是则僻邪不至，长生久视。"请大家注意，这里的"顺""适""和""安""节""调"几个字，中心思想就是"和"的问题、"顺"的问题，这是中医养生的基本法则。

生，就是生命、生存、生长的意思；养，即保养、调养、补养的意思。养生，就是根据生命的发展规律，采取必要的心养、食养、体养、药养（含针灸、按摩、气功）等手段，实现机体与自然界以及自身阴阳气血的平衡，以减少疾病的发生，或把疾病消灭在萌芽阶段，从而达到培养生机、健康精神、增进智慧、延长寿命的目的。

养生，就是要顺应自然、顺应社会、顺应生活、顺应自我。养生，就是一种良好的生活习惯、一种健康的生活方式。我们提倡"以顺为养"，"顺"就是随心、随意、随机、随缘，不能刻意。只要做到心情顺、饮食顺、体力顺、保养顺，养生就没有问题了。听完我讲的内容，家庭主妇们回去可能就不用为今天买什么菜、做什么饭犯愁了。

当然，具体的养生方法，中医有很丰富的内容，生活起居、饮食、体育锻炼、药物，都有法则。总体来说，中医的养生原则就是以顺为养，顺应自然、顺应社会、顺应生活、顺应自我，这就是保和、大和、太和。

中医的养生理念与中国的文化理念、哲学理念是息息相关的。所以，发扬国学，就要学点中医，这是解决中国养生问题的特色课程。

中医的养生不仅吸取了儒家以德为养、释（佛）家以性（心）为养、道家以体为养的长处，融合了不同的文化元素，而且把它们发展成了一门科学，形成了一套成熟的理论和方法。它的核心只有一个，那就是"顺"、是"和"，就是建立良好的生活习惯、科学的生活方式。

讲到这里，我不禁想起台湾高僧星云大师在广州一次讲座中的一个故事：

他说，中国文化讲和谐，佛教也讲和谐，我们和尚的名字"和尚、和尚，以和为尚"；颠倒过来讲"尚和，尚和，崇尚中和"。他还形象地以佛教的合掌来比喻和谐：人有五个手指，如果大拇指说我是老大，二拇指说我指挥一切，老三说我位居中央，老四说我最富有（戒指之类的装饰物都戴在第四个指头上），那就无法合掌了。小拇指老五，什么也没说，可它离佛心最近，合掌念"阿弥陀佛"时不正是这样吗！由合掌联系到鼓掌，鼓掌除了直接体现出的热烈、友好、团结、礼让、沟通精神外，还对兴奋精神、活跃情绪、激扬正气、促进血液循环、活化手部血液流通、活动臂力等具有生理学意义。

既然鼓掌对人对己如此之好，我建议多对他人的事业、健康、幸福鼓掌！

《内经》一书中，岐伯提出了传统养生方法的总原则，即"法于阴阳，和于术数"。所谓"法于阴阳"，就是按照自然界的变化规律而起居生活，如"日出而作，日落而息"、随四季的变化而适当增减衣被等。所谓"和于术数"，就是根据正确的养生保健方法进行调养锻炼，如心理平衡、生活规律、合理饮食、适量运动、戒烟限酒、不过度劳累等。这八个字的本质仍然是和。

数千年前提出的这些原则与方法，讲起来通俗易懂，做起来简单易行，但要真正做到却不容易。因为，人们往往是在失去健康时，才懂得健康的重要，快要失去生命的时候，才知道生命的可贵。

近年来，老年疾病的年轻化，中青年猝死人数的增加，著名企业集团老总们的英年早逝，都为我们敲响了警钟。希望那些不注重自身健康的人要学会"法于阴阳，和于术数"，不要等到失去健康再后悔不已。

气血不通是各种疾病的共同机制，因为"法用三通"是养生治病的主要方法。

如血瘀如何打通？

人体的经络有不通，气有不通；人体的血脉亦有不通；人体的五脏六腑皆有瘀堵不通。也就是说，从外到内，都可能出现瘀堵，只要有瘀堵则迟早生病。

班固在《汉书·艺文志》中曾有"通闭解结"的记载，认为打通瘀结是治病的关键。所谓"闭"，指不通，所谓"结"，指郁结，只要有瘀结，就可采取打通之法治疗。

下面就血瘀现象来全面讲解打通之法。

《内经》中对瘀血的病因证治已有清楚的认识，如《素问·调经论》说："寒独留则血凝泣，凝则脉不通。"《神农本草经》总结了365种药物的性能、功用，其中41种具有活血化瘀的作用。从唐、宋、元、明、清等朝代以来，对活血化瘀的系统认识已经形成，血瘀的理、法、方、药都已找到，而且在临床上十分有效。

如王清任在《医林改错》一书中居然列举了五十多种血瘀证，而且在治疗上也简化为两个总原则，一是补气活血，二是逐瘀活血，创立和修改古方共三十三个，其中活血化瘀的新方就有二十二个。

当然，无论外感、内伤、寒、热、虚、实等，都得仔细明辨是归于哪一类症状，准确把握病机的演变，虚则供补之，实则排泄之，虚实兼有则调和之。将三种方法灵活准确地运用，才会获得更好的疗效。

另外，我要强调一点，如今很多人把养生与进补打等号，以为补比泻好，补出问题了，还不以为然；泻不出问题，也不乐意接受。女人都要补血，男人都要壮阳，六味地黄丸成了万能保健药。过分养生既不是中医的理念，也不是西医的理念，不符合中华民族的生活习惯，也不符合我们的国情。

养生与进补是不能打等号的：首先要弄清需不需要补，二是要解决怎样补、补什么。中医把补法分为平补、温补和峻补三类，要根据人体阴虚、阳虚、气虚、血虚的不同类型辨证选用。如果运用得当，对体质虚弱、久病体虚的人是有一定作用的。如果运用不当，会出现各种毒副作用。千万不要盲目进补，也不要认为中药没有毒副作用。

中医人从来没有说过，中药没有毒副作用。是药三分毒，《黄帝内经》中就提到"毒药疗疾"的问题。只不过天然植物药的毒副作用从某种意义上说要比化学药品小一些，这也是事实。中医的进补原则是无病不用补，无虚不可补、火大不能补、阴虚不受补。不同的人有不同的补法，盲目进补害处无穷。

以上就是我学医行医整整八十年的感悟，我虽然前二十年就基本形成了这一构想，但因许多地方还没有想通，还没有找到经典的治病医案，故一直拖到最近，因身体原因和智力原因，在亲人的力劝下才同意将之公布于世。虽然还不完善，也许是错的，但我也无能为力了，也算是我离世之前对世人的一个交代，一个对中医未来的美好祝愿吧！

中医日趋衰微，我认为首先就得用互联网时代粉丝喜闻乐见的方式来对老中医理论重新系统打包上市，我推出此书，只是抛砖引玉，希望有更多的人参与到这项民族中医文化的伟大复兴中来。

最后，谈谈中医如何走向未来。

我一直认为，中医最大的问题是如何重新认识和解读整体观的问题，如果只能从整体观中解读出阴阳辩证的养生治病哲学，那么，就能解读出与之相应的方法论——平衡法。

我认为中医整体观并非简单解释为辩证整体观，而是可以解释为：

一是，动态整体观；

二是，进化整体观；

三是，关系互动进化整体观；

四是，辩证关系进化+因果关系进化+层次关系进化；

五是，偏好性进化整体观；

六是，全息迭代整体进化观；

七是，供排调进化整体观。

至于传统中医讲的天人合一方法论，则更强调身心灵与宇宙的关联度。

身，自然偏好性天人合一；

心，社会选择偏好性天人合一；

灵，真正能实现天人合一。

由此可知，只有心灵、精神才有可能真正实现天人合一，实现彻底的自由，才能像庄子一样做逍遥游。

由此可知，中医要想走向世界，我认为一定要在哲学上在旧世界观上进行突破，如果只是一味地照旧，一天到晚走不出辩证法，中医是不会有未来的。

我通过对生命进行了一系列追问得出，中医的未来在重新认识气的"关系进化全息律"。

世界的原材料——气；

世界进化的方法——气的三大关系进化；

进化的结果——全息结晶迭代。

我现在总结一下，我认为中医的未来在于找到全新的哲学。为此，我近几十年都在暗中追寻这种全新的哲学，我找到了，至少我是这么认为的。

新中医哲学=三通养生哲学；

三通=身通+心通+灵通；

三通方法=供+调+排；

中医养生治病=把握三大关系的主次。

当然，这对传统中医的冲击非常大，但革新都是痛苦的，过一段时间就会适应的。

我对中医理、法、方、药有四大突破：

一是，在理上——从辩证到三种关系进化；

二是，在法上——从八法到三法提炼；

三是，在方上——从复杂处方到简单处方；

四是，在药上——从药疗到食疗、补品疗等。

中医不仅要打开门，要开放，要吸收人类的一切高科技，只有这样，在新的理、法、方、药上才会更准确更精致更有疗效。

总之，中医要走向世界，为人类服务，我认为就得重新修正和提炼中医基础理论，就得以现代人都能听懂的方法来表达中医的养生治病原理，而不是陷入中医分支的细枝末节中去。

目 录

第一章 气化宇宙论——气化天地 + 气化人 + 养气 / 001
    一、生命进化的原材料、动力和展开的特征 / 002
    二、在气的整体进化中，生命如何与天地同呼吸 / 039
    三、中医养生治病的核心和本质就是调关系 / 053

第二章 气的三大关系进化——辩证进化 + 因果进化 + 层次进化 / 077
    一、认识关系宇宙进化的初级方式：辩证关系进化 / 078
    二、关系宇宙比物质宇宙更根本 / 080
    三、关系宇宙是如何理解"世界是物质的" / 082
    四、科学已证明宇宙的本质是关系 / 086
    五、宇宙关系进化的基本规律 / 094
    六、互联网时代新世界观的三大基本特征 / 102
    七、认识关系宇宙进化的中级方式：因果关系进化 / 107
    八、认识关系宇宙进化的高级方式：层次关系进化 / 113

第三章 气化全息论——信息诊断 + 合作共生 + 遗传迭代 / 119
    一、古老中医的信息诊断全息观，望而知之谓之神 / 120
    二、全息互动合作，头痛医脚，一沙一世界 / 137
    三、中医全息遗传迭代，龙生龙，凤生凤，老鼠的儿子会打洞 / 146

第四章　气化通心论——整体进化宇宙观对养生治病的指导 / 157

　　一、天人合一，才是中医养生治病的核心 / 158

　　二、在现实中做到天人合一，及时调整各种关系 / 163

　　三、通心：修炼天人合一的三大高级技巧 / 172

结束语　当代国医大师邓铁涛是如何正确认识中医的 / 193

他语　百岁寿星悟出的一句话长寿经 / 201

附录　赠送长寿老人悟出的 32 首养生诗 / 205

第一章

气化宇宙论——气化天地+气化人+养气

一、生命进化的原材料、动力和展开的特征

跳出中医看生命

要想救治一条生命,必须对生命有足够的了解,正如要修理好一台奔驰,你得先对奔驰车的内部结构有所了解,了解到不同的零件坏了你都能听出不同的声音,此时,你就成了一名合格的修理师,你就能修好那台出了毛病的奔驰了。同样,要想成为真正的国医大师,要想能对别人的养生治病有所指点和帮助,首先要了解的是生命。

中医为什么要认识生命?

医学是完善生命、保护生命的科学,怎么能不研究生命呢?人有生死寿夭,这是为什么?天有风寒暑湿燥火伤于外,人有喜怒忧思伤于内,病有正邪盛衰进退的变化,这又是因为什么?生命从哪儿来的?人为什么会生病?病是怎样治愈的?人能不能不生病?人能不能青春永驻、返老还童?人如何健康长寿?所有这些问题,都是医学家终生研究的课题。这些生命现象内含的本质是什么?中医从两千五百年前便开始研究了。

什么是生命?这是每一位中医师都应彻底了解的,但迄今为止,人类目前对生命的了解还很有限。不了解生命,又何谈救死扶伤呢?

这是困扰所有想拯救生命者的首要难题,当然也困扰了我很多年。我从医八十年来,经常会夜深人静时思考——生命是什么。

中医虽然讲生命是气化而生,这种说法太抽象,气是什么?气又是怎么化生万物,而后化生出生命的呢?也就是说,中医对生命的诞生只做了简单的宏观描述,男女合化生出下一代新人。

中医养生治病,目前的理、法、方、药,主要是围绕阴阳两个对立要素展开的。也就是说,中医养生治病的方方面面都离不开阴阳,理是讲阴阳运动的,法是关于阴阳平衡的法,处方是调阴阳平衡的,药是实

现阴阳平衡的。

一句话，传统中医养生治病的核心就是平衡阴阳。阴阳平衡则健康，阴阳失衡则生病，阴阳离决则死亡。

人是阴阳的产物，中医用调阴阳来养生治病没有错。只是我觉得宇宙除了阴阳理论之外，肯定还有许多与生命息息相关的其他原理、真理。

我认为，正因为目前的中医只把握了阴阳平衡治病原理，故还有许多病是中医无法攻克的，甚至许多"国医大师"都治不好自己的病。

我有时在想，中医要想更好地为人类服务，也许应该在追求真理和实事求是的基础上，跳出整体辩证思维，去大胆假设，探寻其他的真理。

下面是我跳出中医整体辩证世界观的几点思考，其目的是想完善天人合一整体世界观、养生观、治病观，以发现整体辩证治病以外的其他方法去救治更多的病人。

生命是进化的产物

不讲进化，就谈不好生命；不谈进化，就不要谈生命。目前，对生命来源的假设有许多理论，比较可信的是大爆炸理论，此理论说目前的宇宙是来源于一个奇点的大爆炸，这次大爆炸发生在145亿光年前。至于此次大爆炸之前的那个奇点是怎么来的，人类仍然一无所知。

今天的所有知识，都是谈的大爆炸以后所发生的故事。

不妨看看宇宙进化的方向：

仰望星空，人们会有一种博大、神秘、深邃的感觉。宇宙有多大？有没有边界？是否真在膨胀？何时才是尽头？

现代科学已有权威的假设：宇宙诞生于150亿年前的一次大爆炸，大爆炸时，产生了最初的几种化学元素，而后这些化学元素迅速组合、分解、再组合、裂变，逐渐就化生了更多的化学元素，同时化学元素再在高温高压下反复组合，最终形成了各种各样的物质世界，形成了无数的天体，如星星、星云、星系等，宇宙的初步构架就这样形成了。当然，宇宙形成后并未停止运动，而是继续以进化的方式在发展。

第一代，大爆炸；

第二代，产生化学元素等无机物；

第三代，产生星球中的植物；

第四代，产生动物及有动物性的人类；

第五代，产生宇宙人。

依此进化来看，几乎可以肯定，宇宙正在向第五代存在进化，第五代肯定比今天的第四代的人类更为高级。

宇宙进化的特征是：

从低级向高级进化；

从无结构向有结构进化；

从简单向复杂进化；

从无序向有序进化；

从虚无向丰富多彩的有形存在进化；

从高温向低温进化。

宇宙不是一艘超级太空船，而是在不断自组织、自更新、自超越的巨型魔幻城堡。自从宇宙诞生后，便依次进化出了质子、原子、分子、星球、星系、生物、人类等，这是一个时空物连续整体共生共演的大戏。

宇宙目前最大的进化特征是依然在不断向四周膨胀。这就十分令人遐想了，宇宙还要成长成什么样子？何时才停止膨胀？何时又会退化？

当然膨胀并非无序，而是越来越有序，而且是在膨胀中进化着的。这种进化是有规律可循的，牛顿、爱因斯坦、达尔文等都只是部分揭示了宇宙运动进化的真理。到目前为止，人类的智力还远远不能够客观地揭示宇宙进化的终点、动力和各阶段呈现出来的特征。

但有一点是可以肯定的，宇宙从诞生到现在，一直都在进化。根据最先进的科学推测，宇宙的生命还处于青少年时期，宇宙的发展、成熟期都还有相当漫长的进化之路要走。到目前为止，人类才进化了600万年左右，就已聪明到如此地步，若再进化百万年、几千万年，人类的未来肯定十分神奇。许多人说，宇宙中许多物种已经退化消失了，说明宇宙的主体并非全是进化，还有退化。这话不错，宇宙也是有生命周期的，正如人一样，在成长期是以进化为主导、退化为次要；在成熟期，是进化与退化持平衡态；在衰退死亡期，是以退化坍缩为主导，以进化为次要。

今天，宇宙正处在上升阶段，还有十分漫长的成长期，因此，目前还是以膨胀为主体，以进化为主导，以充满朝气为生成状态。进化中为何还会有退化呢？正如母亲为子女的诞生耗尽心血一样，宇宙中的任何一个成长进化物，都是以其他几个存在物的耗尽、退化为基础的，守恒定律是普适定律，宇宙中以牺牲自己的方式促使它物进化是一种普遍现象。如超新星大爆炸，毁灭了自己，却为产生恒星创造了条件；太阳热扩散，为地球生命的诞生和进化耗去了自己的能源；鲑鱼游行千万里到理想的河床上，为了子孙的繁衍主动赴死。这一幕幕可歌可泣而又绚丽非凡、悲壮而又充满希望、新奇的场面和过程，道出了协同进化的必然。到此可知，宇宙进化最高级的特征，是进化具有层次超越性，如：

大爆炸进化：有序膨胀产生由无到有，由少到多的自组织系统；

物能进化：质子、核子、原子、分子、星云、星球、星系；

非自组织生物进化：真核单细胞、腔肠类、鱼类、两栖类、爬行类、鸟类、哺乳类、灵长类；

自知的人类进化：语言、石器、弓箭、铁器、大机器、电脑、宇航器等。

由此可知，进化最大的特征显示是其层次超越性，人生的高度超越、境界超越是人性的本能，也是宇宙层次进化的表现。

下面我们再来看超越的第三个特征——加速性：

第一代进化为第二代——未知；

第二代进化为第三代——100亿年；

第三代进化为第四代——38亿年；

第四代进化为第五代——几百万年。

快速进化的宇宙，给人类带来了新的曙光，人类真正的文明还不到

5000年，就进化到了今天这个样子了，如果以此进化的加速度进化，不要5000年，人类就可能遍布整个宇宙了，这是完全有可能的，也是令人欢欣鼓舞的。

由此看来，进化最大的特征是层次性，是高度的超越性，这届宇宙大爆炸时只有几种原始粒子，在进化中逐渐出现了更多的粒子。粒子在进化中也会走向层次进化，原子核、分子、大分子、细胞、生命等，达尔文的《进化论》主要论述了这一观点。

进化论是显而易见的，人的寿命越来越长便是亲证。

生命从原子、电子的关系运动，一路高歌，终于进化到了目前的最高层次——人类，这种明显的方向性层次是偶然，还是必然？

我想是必然的。

那么，中医养生治病要不要思考宇宙进化这一核心要素呢？我想应该思考。如果只谈辨证养生治病，只有阴阳平衡法一种方法，那么，至少就排除了生命中最核心最明显的层次法养生治病法。

我在几十年的养生治病中，经常看到有许多病是只要提升境界，提升个人修养层次就能治好，这样的病人我也治好了无数例。

层次提升法为什么能治病？其治病原理是什么，我对此进行了几十年的思考，将在下文重点讲述。

进化的原材料是什么

中医讲气，宇宙中一切的生命形态，都源于气。当然此气非一般的分子、电子，而是一个超级气场。气在运动中由于各自的运行特征逐渐个性化，于是分出了阴阳，即道生一，一生二。阴阳二气和合，冲气以为和，接着又生出了三，且新生的三与旧的万物相互和合，又化生了万物。

在中国古代的哲学范畴中，气是存在于宇宙中运行不息，且无形可见的极细微物质，是构成宇宙万物的本原或本体；气自身的运动变化，推动着宇宙万物的发生、发展与变化。当代哲学家张岱年先生认为，气是最细微最流动的物质，以气解释宇宙，即以最细微最流动的物质为一切之根本。

人体是由气构成的，人体之气的层次结构：如元气、宗气、营气、卫气、五脏六腑之气、经络之气等，它们分别处于人体气理论结构的不同层次。

人身之气，又称一身之气，是人体内之气理论结构的最高层次，一般简称"气"。所谓一身之气，即运行于人体内各处而推动各脏腑组织器官的功能活动，推动精、血、津液的运行、输布、代谢的极精微物质，其生成来源有三：一是禀受于父母的先天之精所化之气，即元气，又称真气、先天之气；二是由脾胃化生的水谷之精所化之气，即谷气，又称后天之气；三是由肺吸入的自然界清气。谷气与自然界之清气在肺中相结合为宗气，积于胸中气海，宗气与元气再结合为一身之气。一身之气分布于人体内的不同部位，则分化为不同名称的气，而不同部位的气，有其各自的运动形式和功能特点。

元气、宗气、营气、卫气为人体之气理论结构的第二层次。元气，是人体内最根本、最重要的气。之所以最重要，是因为它由禀受于父母的先天之精所化，是人体生命活动的原动力，既能推动人体的生长、发育与生殖，又能推动人体各脏腑组织器官的功能，还能在保卫机体和抗衰老方面起着非常重要的作用。但此元气仅是一身之气的一个重要组成部分，不能替代一身之气而成为人体之气的最高层次。

有专家说，将人体内的元气与古代哲学中"元气一元论"的元气相比较，则可发现两者在概念上的区别："元气一元论"的元气，是宇宙中一切事物的构成本原，它的运动变化，推动着宇宙万物的发生发展与变化；人体内的元气，又作"原气"，出于《难经》，意即人体内由先天之精所化的原始之气，既不能生成人体的脏腑组织器官，又不能直接凝聚成精、血、津液等有形物质，只能起推动脏腑功能、推动人体的生长发育与生殖等功能。因此，人体内的元气与古代哲学中的元气在概念上是有明显不同的，决不能以古代哲学的"元气一元论"来阐释人体内的元气。以"气本一元说"来论述人体之气，也是值得认真商榷的；而以"气本一气说"来说明人体诸气皆本于一身之气，则是应该倡导的。

宗气与元气处于同一层次，元气是先天之气，宗气是后天之气。宗气又称"大气"，由肺吸入的自然界清气与脾胃化生的水谷之精所化之气相结合而成。宗气与元气合为一身之气，宗气生成的充足与否，直接关系到一身之气的盛衰。宗气积于胸中气海，推动心肺的功能，即所谓上出息道以司呼吸，贯注心脉以行血气，与人的呼吸、声音、心搏、运动密切相关。

营气与卫气也是一身之气的分化，与元气、宗气处于同一层次。如果说元气和宗气是以其生成之源来命名，那么营气与卫气是以其分布于全身血脉之内外而为一身之气的区分。因此，营卫二气不仅为水谷之精所化生，而且还应含有先天元气及后天宗气的成分，故有"营出中焦，卫出下焦"之说。营气行于脉中，卫气行于脉外。营气有营养和化血的作用，卫气有温养和保卫的作用。二者谐和，则阴阳和调，卫外固密，气血畅达，昼精夜瞑。

脏腑之气也是一身之气的分化。由于一身之气主要由先天之精、后天之精所化之气与肺吸入的自然界清气合化而成，而先天之精和后天之精又分别藏于脏腑之中而成脏腑之精，故脏腑之气实由其相应的脏腑之精来化生。如心气由心精化生，肾气由肾精化生。其他脏腑之气的化生，以此类推。

因此，脏腑之气比元气、宗气又低一个层次，但其中也应含有元气、谷气及吸入的清气的成分。

脏腑之气因其所在的部位不同，构成成分有异，而具有相对特异的运动趋向和功能。只是由于肾藏先天之精，为生命之本，故特别强调肾精、肾气在人体生命活动中的重要意义，但决不能因此而忽略了其他脏腑之精和脏腑之气的存在。

通天下一气耳——"气"是宇宙万物的本原

中国古人认为，气是构成世界的本原。气是运动变化的，世界万物的变化，本质是气的变化。即：一气流行，化成天下。气充塞宇宙，天地万物皆气化而生，亦气化而灭，生生灭灭，无有终始。

《黄帝内经》接受了我国古代唯物的气一元论的哲学思想，将人看作整个物质世界的一部分，宇宙万物皆是由其原初物质"气"形成的。在"人与天地相参""与日月相应"的观念指导下，形成"天人同构"的世界观，将人与自然紧密地联系在一起。人的一切正常的生理活动和病理变化与整个自然界息息相关。

如同老子所说："有物混成，先天地生。寂兮寥兮，独立而不改，周行而不殆，可以为天下母""道之为物，惟恍惟惚""其上不皦，其下不昧""视之不见名曰夷，听之不闻名曰希，搏之不得名曰微"，这都是在说构成世界的原初物质——形而上者的"道"。

精气流动不息，充塞于天空、深渊、高山、大海之间；精气的结合，产生宇宙万物，也产生人。"凡人之生也，天出其精，地出其形，合此以为人。"精是什么呢？"精也者，气之精者也。"精即精气，就是一种精细的气，与之相对是"形气"，即一种粗糙之气。有精气然后才有人的生命。有生命然后有思想和智慧，精神不是物质的一种属性，精神本身也是一种物质——气，可称为神气！

《庄子·知北游》也说到气："人之生，气之聚也，聚则为生，散则为死……故曰通天下一气耳。"当然，还可加上孟子所谓的"浩然之气"。

《黄帝内经》将这些学说融会贯通，集其大成，也认为"气"是宇宙万物的本原。在天地未形成之先便有了气，充满太虚而运行不止，然后才生成宇宙万物。在宇宙形成之先，就是太虚。太虚之中充满着本元之气，这些气便是天地万物化生的开始。由于气的运动，从此便有了星河、七曜，有了阴阳寒暑，有了万物。阴阳五行的运动，总统着大地的运动变化和万物的发生与发展。

气的"升降出入"——气化是万物运动变化的基本形式

包括生命在内的万物都是物质运动的形式，是气的聚、散、离、合运动的结果。在《黄帝内经》里进一步指出物质运动的基本形式是"升降出入"。《黄帝内经》说："成败倚伏生乎动，动而不已，则变作矣。出入废，则神机化灭；升降息，则气立孤危。故非出入，则无以生长壮老已；非升降，则无以生长化收藏。是以升降出入，无器不有。故器者生化之宇，器散则分之，生化息矣。故无不出入，无不升降。"凡有形之物称为器，器是升降出入运动生化之宇。任何事物都不能脱离时间、空间而存在，也不能不与其周围事物联系而孤立，所以一旦升降出入的运动息止了，事物也就神机化灭，气立孤危了。

这里非常清楚地说明了生命活动的基本形式是"升降出入"，一旦这种升降出入的运动停止，生命也就不存在了。

对人体而言，升降出入运动是气化功能的基本形式，也是脏腑经络。阴阳气血矛盾运动的基本过程。因此，在生理上，人体脏腑经络的功能活动，无不依赖于气机的升降出入，如肺的宣发与肃降，脾的升清与降浊，心肾的阴阳相交、水火既济，都是气机升降出入运动的具体体现。

由于气机的升降出入，关系于脏腑经络、气血阴阳等各个方面的功能活动，所以升降失常，可波及五脏六腑、表里内外、四肢九窍，而发生种种病理变化、如肺失宣降的胸闷咳喘，胃失和降的嗳腐呕恶，脾不升清的便溏腹泻等，都是指升降失常的病变而言。

人之生，气之聚也；聚则为生，散则为死

中医对生命的认识，其实也是中国文化对生命的认识。中国传统文化中虽然也有一些譬如女娲造人的神话传说，但从根本上来讲，中国的整体文化，包括中医在内，没有关于生命是神造的，或者是神赋予的这样一种观念，而是认为生命来源于天地之气，天地之元气是生命的本源。

中国整个的思想体系，都认为生命就是"气"的生成。具体来讲，可以说是精气和浊气的结合，浊气形成人的形体，精气成为人们精神活动的来源。实际上，精气在某种程度上，也是指一个人的生命力。因此精气和浊气二者缺一不可，要形神相结合，才会有生命体产生和存在。

东汉时期著名的哲学家王充说："天地合气，物偶自生，犹夫妇合

气,子自生矣。"天地阴阳之气相合,就产生了万物。

历代的思想家、医学家都强调气的根本性,指出生命如果离开了气,就会结束。董仲舒在《春秋繁露》中就讲道:

民皆知爱其衣食,而不爱其天气。天气之于人,重于衣食。衣食尽,尚犹有闲,气尽而立终。

人们都知道珍惜他们的衣服和食物,却不爱"天气",这个"天气"指的就是人秉承着的元气。"天气"对于人来讲,比衣食重要得多。衣服穿坏了,食物吃光了,这都没有关系,可以想办法再找。但气如果尽了的话,那马上就死了。所以气对于生命是十分重要的,"气"可以说是中医理论的根本出发点。

支撑每个人生命的三种气

《黄帝内经》讲到,气有三个含义。

第一个含义是清气,就是空气。这个很容易理解。

第二个含义是什么呢?我们知道,"气"的繁体字是气下面加一个"米"字。它说明了"气"含有水谷之气的意思,这种气是给身体增加能量的,你不吃饭,就会气不足。

《山海经》中提到了一种动物,青色的毛,红色的脚,只有一条腿,它有一个特点是只吃气,其他东西都不吃,这就给我们后人的养生创造了"辟谷"这一理论。什么叫辟谷?就是不吃饭只吃气,这种生存方式可以锻炼人体的生存机能。那它可以起到什么作用呢?可以起到排毒、瘦身的作用。不过,我们现代人讲养生,可以通过排毒,可以通过调理气息,但没有必要不进食。不进食的话,对我们的身体会有不良影响。

所以,对于"辟谷",我认为应该辩证地看待。我们古代道家有"食气功"的养生方法,就是吞咽这个气,叫作吞日精和月精,那就是在太阳刚刚初升的时候一次,日中的时候一次,日落的时候一次,共三次。我们面对日光做深呼吸,同时把这个日光中的气叫作日精,可以增加我们身体的阳气。

第三个含义就是藏于肾精的气，就是元气，它和肾精有密切关系。因为这种气是化于精，而精是藏于肾的。

古代"气"字也写作"炁"。它是"无"下边加四点水。这说明，"气"是从"无"中而来，是先天而来、与生俱来的。它不像空气、水谷之气，是通过后天的呼吸、饮食得来的。

这种气和精有密切的关系，它对于人体来说就像个火种，所以要节约使用，这个气用完了，你的肾阳就会虚，命门就会衰，你的生命之火也将熄灭。所以，关于肾精的这个气，我们一定要保养。

生命有序展开的动力系统

谈完了什么是生命，下面接着谈生命的动力系统。

飞机、火车的运行是有强大的动力系统在起作用，生命亦是如此。每个人从受精卵正式开始了人生旅程，从组织、器官、系统到生命体的形成，从婴儿到小孩，再到青年、中年、老年，这个几十年甚至超过百年的人生时间旅程，显然也是有动力在失去的，只是有的动力强，将肉体生命推得超过了百岁，有的动力弱，只能将肉体生命推进到60岁左右，有的甚至更弱，不能将人生推进到30岁。

对生命动力系统的研究，全世界没有哪一个民族的著作能超过《黄帝内经》。

《黄帝内经》将人这台机器的动力归为三个方面：

第一大动力：肉体原装动力——气动力，驱动肉体内部运行；

第二大动力：情智再生动力——心理力，驱动人与人、物协调；

第三大动力：精神信仰动力——心灵力，驱动人与宇宙关系和谐。

这三大动力中最根本、最基础、最核心的动力是气动力，从生命的开始，到生发、成长、成熟、死亡等全过程，一刻也不曾离开气动力的推动。心理动力是后生的，人在出生时，并不知道主动去找菜吃找肉吃，而是在气动力的推动下成长到一定阶段后，才知道人需要从大自然从他人那里，获得新能量来补充肉体生命继续运行和扩大运行的。也就是说，气动力是原装动力，是与生俱来的，将伴随每个人的一生，而心理智力动力和精神动力则是后天增加的,正如人造卫星的发射,原装发射动力有三节,我们为了发射得更远,在原装的三节能源动力上再增加了二节。

下面我们来分别讲解这三大人生动力系统的区别:

先说气动力:

气、阴阳、五行在中国人视野里是哲学的"三元老",是中医的"三剑客"。太极一产生阴阳,阴阳化合生五行,五行既萌,遂生万物,生命源于气,宇宙源于气,"通天下一气耳",生命万象都是从气中化生出来的,因此,气是大本大源,气是生化宇宙万象最原初的存在;气在生化万象的过程中会演化出阴阳两种最基本的客体或特征,于是洪蒙初开,分化出了天地、阴阳、正负、上下、男女等所有对立统一的相对性存在。这种相对性存在在互动互演互助互进。

在《黄帝内经》中说"人生于地,悬命于天,天地合气,命之曰人",人是宇宙演化的最高结晶,生之于气,又依赖于气的营养,生命是宇宙中最高级的气化产品。荀子说:"水火有气而无生,草木有而无知,禽兽有知而无义,人有气有生有知亦有义,故最为天下贵也。"

气在中医里有三层意义:

第一层:物质——宇宙本体——大本;

第二层:能量——功能动力——大用;

第三层:信息——自组织传导指令——大象。

《黄帝内经》指出,万物一气,气有三态——气态气、液态气和固态气。

气态气——空气、呼吸气等;

液态气——血液、津液、体液精子等;

固态气——骨头、锁骨等。

物生谓之化,物极谓之变,宇宙一气呵成,生生化化,气聚则形成,气散则形亡。

气化——生命演进的原动力。天地合和,万物化生。

人是气的运动,阴阳之所以升降者,气也;血脉之所以流行者,亦气也；营卫所以转者，气也；五脏六腑所以升降者，亦气也，气盛则生命盛，气衰则生命衰，气顺则生命平安，气逆则生命生病，气散则生命消耗，气绝则生命死亡。每个生命体都是气的自组织演化体，每个生命都会历经生老病死，这个过程都是气的时空运作艺术。

生命的最初动力是气，而不是西方讲的上帝或神。

生命的原动力我们现在知道了，那么，生命是怎样一代传递到下一代的呢？

是气的结晶——精。

男女在生命最旺盛时产生精子、卵子，精、卵结合成受精卵，一个新的生命便开始。受精卵是男女双方基因和合筛选后的打包，是开始全新人生的新程序设计。

精，一个"米"字旁，一个"青"字旁，青者，纯也；米者，谷物也。

精为谷物所生，精有先天之精，为父母所生，则元精；有后天之精，吃五谷生。

宇宙万象则气而生，但在传递到下一代时，则由精而生了。

《黄帝内经》说："人始生，先成精。"男子16岁，女子14岁左右，可以排出生死之精，依此类推，循环递进，就生化出了当今的人类。

发动生命的是元气，元气在生命生长过程中会进一步演化，在演化过程中表现出的最大特征是分出阴阳。

阴阳一分，那么，个体生命又增加了全新的带有性别的动力。

《黄帝内经》指出：阴阳者，天地之道也，万物之纲纪，变化之父母，生杀之本始，神明之府也。

一阴一阳谓之道，道生一，一生二，二生三，三生万物。这个"二"就是指阴阳，万物都是由阴阳激荡而生出来的。

中国文化可以概括为两字一图：

两字——生和死；

一图——太极图。

诸子百家，皆由太极图中生化而来。中国传统文化若抽离了此图，中国就无文化、智慧可说，无思想可讲。中华民族是智慧民族，其智慧何在？全在一张太极图。

讲究气化生阴阳之后，我们再来看看阴阳化生的五行。气是根本，阴阳是气化的最初特征，但此时并不能生化出万物，要想真正生化出万物，那阴阳还能进一步生化，直到生化出五行，宇宙万象才正式生存，人才正式存在。

《洛书原理》说："太极一气产阴阳，阴阳化合生五行，五行既萌，遂生万物。"五行，也可直白理解为五次行动，五个层次的行动，五个依次递进的演化行为，形成自循环的五次必要行动，五才形成生命要素之间完备的逻辑链，五次阴阳互动等等。总之，离开了阴阳，离开了多次行动进化到五，就不可能存在人类生命体。

从五行看生命演化的五个步曲：

第一步：无机小分子——生命演化的第一棒；

第二步：有机小分子——生命演化的二传手；

第三步：生物大分子——生命的再接再厉；

第四步：多分子体系——生命黎明前的曙光；

第五步：原始生命——生命的星星之火。

宇宙中气的演进，只有演进到五时，才具有遗传和自组织功能，不信请看下面这些现象：

五行鸡蛋=蛋黄+蛋白+内层软膜+外层软膜+硬壳；

五行细胞=细胞核+内细胞核膜+外细胞核膜+细胞质+细胞膜；

五行人=细胞+组织+器官+系统+人体；

五行植物=微生物+组织+器官+系统+人体；

五行植物=微生物+菌类+草木类+灌木类+乔木类；

五行生命=真菌+原生生物+原核生物+植物+动物；

五行动物=原始生物+虫类动物+鱼类动物+爬行动物+哺乳动物。

也就是说，宇宙目前的最高智慧是五。

上文我们大致了解了生命的原动力——气以及气化而成的阴阳，五行，因此，我们知道了生活中许多人为什么会生病、会提前死亡的最根本原因。

父母精气不足——子女基因有缺陷，易生病死亡；

个人元气不足——生化的阴阳失衡，易生病死亡；

个人阴阳失衡——生化五行失衡，易生病死亡。

仅从气的角度来说，有正反两大功能。

气的正面功能：

第一，推动生长发育；

第二，推动机体新陈代谢；

第三，推动物质运输；

第四，推动脏腑运动；

第五，起到温煦作用；

第六，起到防御作用；

第七，起到固摄作用。

气的负面功能：

第一，气滞不畅；

第二，气郁不畅；

第三，气陷不畅；

第四，气逆不畅。

由此看出，气在生命体中是否畅通运行，决定了个体生命是健康长寿还是百病丛生。要想气血通，首先得经络通，经络不通，气血自然会出现气滞、气郁、气逆、气陷等现象。血之所以能周流全身，全靠气的推动，当然，血以液态的形式存在也是流动的重要条件。

气不仅推动血的流动，而且还能推动液体状的胃液、肠液、胆汁、胰液、唾液、泪液等津液的运行。如果没有气的推动，就没有人体内津液的生成、输布、排泄。《内经》说："饮入于胃，游溢精气，上输于脾，脾气散精，上归于肺，通调水道，下输膀胱，水精四布，五经并行。"

人体类似于大地上的水循环系统，人体就是一个小天地，小天地中的各种变化都和天地相似，这就是中医的天人合一观。

上面简略地说了一下气动力，下面再来谈谈情智心理动力：

人在成长成熟过程中，除了元气元精的失去之外，还得需要从外界摄取营养，还得肩负进化平衡体内各器官的责任。

这两个工作靠谁来执行？靠心智、靠情感、情绪和智力来完成。知道吃什么喝什么对身体有利，知道想什么不想什么对肉体运转有利，知道爱什么恨什么于肉体有帮助。

既然人的七情六欲是五脏精气所生化，那么过度的情志活动势必对人体的五脏精气造成影响和损伤，任何一项情志的活动都能干涉五脏精气的损伤。

过喜——伤心；

过怒——伤肝；

过思——伤脾；

过悲（忧）——伤肺；

过恐（惊）——伤肾。

既然五脏精气的运动变化产生了喜、怒、忧、思、恐等五志变化，那么，五志也会反过来影响精气的正常运转。正常情况下，身体可以调节和补养精气，但过于偏激的七情五志会伤及对应的脏腑，从而导致五脏功能失调。具体来讲，情志对精气的运转有如下影响：

喜——则气涣（散）；

怒——则气上；

悲——则气消；

思——则气结；

恐——则气下；

惊——则气乱。

七情内伤是大众最普遍的现象，大众为何有活120岁的定数，而实际却只活了60多岁呢？主要原因之一便是为情志所伤。

伤则不通，不通则痛，痛则病生。

根据五行相生相克原理，可以推出：

喜——胜忧（悲）；

忧——胜怒；

怒——胜思；

思——胜恐；

恐——胜喜。

"范进中举"中的范进正是被情志相生相克治好的，范进怕胡屠户，胡屠户一巴掌使范进在惊恐中清醒过来了。

最后谈谈心灵动力：

心灵不是纯粹指肉体人的信仰、精神，而是一种宇宙命令，一种宇宙精神赋予个人的灵魂。宇宙是有灵魂的，是有方向运动的，有进化的总体特征。人只是宇宙的一个分子，因此，分子必须服从宇宙这艘巨型航空母舰的基本要求。

心灵感应，与他人感应，与大自然感应，与自身肉身感应等，其实都是因为作为人的每个细胞都被宇宙赋予了进化向上的灵魂。

个体生命之所以会不断追求天天向上，而且不舍昼夜，这股动力主要来源于宇宙精神。

当然，在物欲至上金钱至上的年代，许多人的灵魂被低俗欲望压抑、扭曲，精神变得萎靡不振，不能主宰一个人的行动了，于是，是非颠倒、黑白颠倒、身心失衡、社会失衡，人便生出许多疾病来了。

我们再总结一下生命进化最初的动力是什么？

一是阴阳的辩证进化。正电子找到了负电子，公的找到了母的，男人找到了女人，于是不同层次的阴阳在和合中生出了新的"小三"，宇宙就这样一代一代进化着。中医养生治病的理论依据全来自于此，仿佛只有平衡法能治好宇宙的一切病。

我认为，中医未来治病要跳出最初的进化动力去寻找生命进化的目的、本质等更核心的规律去治病，否则，中医就太局限。

生命进化的另两种动力是：因果关系进化和层次关系进化。

我们知道中医讲辩证平衡养生治病，这种说法是片面的。我认为，生命进化有三种动力，即辩证关系进化、因果关系进化和层次关系进化。而且，这种进化动力是有层次之分的。

最基本的低级进化——辩证关系进化；

最普遍的中级进化——因果关系进化；

最高级的进化——层次关系进化。

宇宙万物的进化，我都能找到这三种进化动力，而且这三种进化动力都有侧重点。

辩证进化，倾向于自然低级关系运动；

因果进化，倾向于生命体的关系运动；

层次进化，倾向于人类的关系进化。

无论怎么说，人的进化是这三种进化的共同结果，尤其是广义因果关系进化和层次进化的作用显得更为重要。

我们今天每个人的苦恼或疾病几乎都与狭义因果和广义因果有关。

在中医里有一个重要的观点一直未被提及，这个观点就是找原因，中医养生治病如果离开了找原因，离开了谈因果，就不可能治病救人。中医望、闻、问、切和八纲辨证等，其实都是在找原因和结果之间的关系。

也就是说，中医最普遍最基础的观点不是辩证法，而是因果法。

因果法无处不在，中医只是在因果法的基础上运用了二维阴阳分析法而已，仅此而已。几乎所有的中医师都只重辩证法而不重因果法，这显然是误解了中医的整体观。

当然除了因果进化之外，层次进化也显得十分重要。肉体有物质层面的问题，也因为进化出意识，便出现了心理、心灵层面的问题。而层次进化最大的特征是：更高一级存在能主宰更低一级的存在。这是中医师必须记住的一句话。人有肉体病、心理病和精神病，那么怎么治？

当然要想抓住主要矛盾，要想治本，那就得抓住心灵进化是否正常这一核心源头，否则就治不好病，病就断不了根，这正如奥巴马在中国找一个普通农民想解决中美关系问题一样好笑。中医养生治病如果只停留在治肉体病上，是没有未来的，是不可能走向世界的。

生命究竟是如何展开的

首先，生命是时间的展开。

每个人来到世上，都有时间的预设，一般来说，目前都有活八九十岁甚至活一百岁的可能性，极个别的还能活到150岁，中国目前活得最长的是127岁。生命在展开过程中，一般都会经历小儿、青年、中年、老年四个阶段，都会展示出生、兴、衰、亡的普遍过程。

《黄帝内经》第一篇，说的是男女性的成长周期，所谓"男八女七"是指男性的成长周期是8年，也就是每8年为一个成长阶段；而女性的生命周期数是7，每7年体现一次大变化。

根据《黄帝内经》上的记载，7岁、14岁、21岁、28岁……这是女性生长变化的几大周期年龄，而男性的相应年龄为8岁、16岁、24岁、32岁……

《黄帝内经》上讲：

女子七岁，肾气盛，齿更发长；（7岁）

二七而天癸至，任脉通，太冲脉盛，月事以时下，故有子；（14岁）

三七，肾气平均，故真牙生而长极；（21岁）

四七，筋骨坚，发长极，身体盛壮；（28岁）

五七，阳明脉衰，面始焦，发始堕；（35岁）

六七，三阳脉衰于上，面皆焦，发始白；（42岁）

七七，任脉虚，太冲脉衰少，天癸竭，地道不通，故形坏而无子也。（49岁）

女性28岁身体最好，35岁开始衰老。根据《黄帝内经》上的记载，7岁、14岁、21岁、28岁、35岁、42岁、49岁、56岁、63岁是女性生长变化的几大周期年龄。具体而言，女性一七时，开始肾气旺盛，更换牙齿，头发生长加快；二七时，任脉通，太冲脉盛，开始有月经，能怀孕生育；三七时，肾气平衡、平稳了，发育基本完成了；四七时，筋骨最强健，头发长到极点，身体达到顶峰；五七时，面容开始憔悴，头发开始掉落；六七时，三阳脉开始衰落，面色枯槁，头发白了；七七时，任脉虚，太冲脉衰少，进入绝经期。

从这个生命周期可以看出，女性在28岁时生理上达到最佳状态，身体最健康；28岁后，开始走下坡路，尤其是到了35岁，衰老就在面部明显表现出来，"所以，从28岁开始，女性就应该注意保养了。中医认为，女性养生要注重养血、活血，因此可多吃些大枣、阿胶，注意饮食规律与营养。"

《黄帝内经》上还讲：

男性32岁是巅峰，40岁走下坡路，"男性是8年转一圈，8岁、16岁、24岁、32岁、40岁、48岁、56岁、64岁，是男性的生长变化年龄。"与女性相比，男性要"晚熟"。

按内经解释：

男性一八时，肾气开始充实，头发茂盛，牙齿更换；

二八时，肾气盛，天癸至，有了生殖能力；

三八时，肾气平和、均衡，身高也达到极限；

四八时，筋骨强盛，肌肉健壮，生命力达到极点；

五八时，肾气开始衰落，头发脱落；

六八时，头面部的三阳经气衰微，脸色枯焦，头发变得花白；

七八时，肝气衰微，筋脉迟缓，行动不便，精气不足；

八八时，牙齿、头发都脱落，没有生殖能力了。

男性身体最佳年龄是32岁，40岁后要重视保健，尤要重视补肾养阳。

其次，生命是空间的展开。

每个人刚出生时，所占用或活动空间很小，小到只要一个摇篮。但随着成为年轻人，活动空间也就迅速扩大了，到中年后活动空间逐渐稳定，到老年时，活动空间又开始缩小，到最后谢世，就几乎不占有空间了。

最后，生命是个性偏好的展开。

个体生命都是有局限的，都会形成偏好性选择。肉体只偏好那几种营养素，许多宇宙中的物质相对于人体来说都是毒素。

心理活动也是有偏好的。一个人有某些偏好是由社会文化、教育、环境、风俗等多种因素影响。

　　按理说，人的灵魂是展现宇宙精神的，不应有偏好。而事实上每个灵魂由于受到沉重肉身和社会文化、生活习惯干扰，也会蒙上许多灰尘。有诗为证：

　　我有明珠一颗，久被尘劳关锁。

　　他日灰尽光生，照破山河万朵。

　　正因为每个人一入红尘，本来纯洁的灵魂就被乌云蒙住了眼睛。因此，要想使每个人的生命活得健康长寿，活得有社会价值，有宇宙意义，那就得抓住修炼灵魂这个核心，就得"时时勤拂拭，勿使惹尘埃"。

　　当然这只是修炼大众灵魂的方法。修到最高境界者就会上升到更高的认识层次——本来无一物，何处惹尘埃。

　　以上三种展开有一个共同的特征——局限。

　　每个人为什么有生命周期？我想这也许是为其他的生命出现腾出时间、空间和其他消耗。

　　可喜的是，个体生命正在随着智力的提升而不断突破以往的三种局限，使每个人由远古的十几岁到今天的平均七十多岁、八十多岁，而且空间已由小山沟沟走向了全球化，甚至月球，还有个性也正随着体验的丰富而变得丰富多彩，许多人已越来越有胸怀。

　　记得有位名人说过，按照"以规律变规律"的道理，只要创造条件、改变条件，就可以变"有生必有死"为"有生必长生"。事实证明生物有生并不一定有死。比如单细胞动物变形虫，在适宜的条件下，虫体分裂繁殖，可永生不死；生殖细胞和癌细胞也可长生不死；多细胞的水母类、海鞘类等经过长时间饥饿后，可以反向生长发育，"返老还童"；还有存活了2.5亿年的细菌已经被科学家发现了，科学家认为它既然已活了2.5亿年，那么再活上个2.5亿年也不成问题。

　　过去，科学家以细胞的分裂次数和分裂时间来推断人的寿命。人体细胞只能分裂50次左右，每个分裂周期为2.4年，以此推算出人的寿命极限是120岁左右。因此，科学家们普遍把120岁作为人的寿命不可逾越的极限。但这真的不可逾越、不能改变吗？绝非如此！今天的科学研究已经证明：利用端粒酶可以大大增加细胞的分裂次数或增长分裂周期，从而使人的寿命大大延长。如此一来，120岁的寿命极限宣告破产！事实雄辩地证明：只要改变条件，规律必然发生改变！

纵观人类寿命史，随着人类的进步，人的寿命也在不断延长。在生产力低下的4000年前的青铜器时期，人的平均寿命只有18岁，古罗马时代为23~25岁。以我国不同历史时期的平均寿命来看——夏商时期18岁，秦汉时期20岁，东汉时期22岁，唐朝时期27岁，宋朝时期30岁，清朝时期33岁，民国时期35岁，1985年已达68.92岁；2000年达71岁……中国人的寿命在新中国成立后短短50年里延长了一倍之多！过去，"人生七十古来稀"，今天已经变得"人生七十已不稀了"，许多国家的人均寿命都超过了70岁。人的寿命不断增加、不断改变，是因为人类生存条件的不断改变。这种条件的改变是渐进的。如今我们身处生命科学的世纪，将迎来飞跃式的改变。就目前来看，生命科学的重大发现已使人们对寿命的认识产生巨变。

科学家开始宣称人的寿命达到1000岁并非难事。可以预见，生命科学技术不断突飞猛进，再过10年、50年、100年，人类寿命的极限必将不断产生更加巨大的突破。由此可见，通过科学技术应用客观规律可以改变人的生命存在条件，生命存在条件的改变又使生命规律发生改变。因此，人的寿命在科学技术的不断突破下是没有极限的。

长期以来，我们对生命的奥秘、生命的规律一知半解，简单地认为生命的规律不可改变，武断地得出了种种并不正确的结论。这使我想起了掀起东南亚金融风暴的金融奇才索罗斯的哲学——"我们对这世界的所有看法都有缺陷和扭曲。"同样如此，我们对生命的所有看法都存在着严重的缺陷和扭曲。

古语云："天下无难事，只怕有心人。"世界上任何困难的事情，在"有心人"那里，都会由难办变得不难办。有心人，就是系统全面深入地认识规律、利用规律的人，就是善于创造条件改变规律的人。在完全掌握辩证哲学的规律论与条件论的"有心人"那里,长生不老的"难事"也终将变成"易事"。

阳气的强弱决定着我们生命的盛衰

中医对生命的认识有这样几个重要的概念:形、神、气、器、升降出入。中医认为,生命是形与神的统一体,具体表现为"气"在"器"内的升降出入。"器散"和"出入废、升降息"都会导致生命的停止。

中医生命观最大的特点是把生命活动概括为"气"在"器"内的升降出入。所以,中医的生命观认为,人体就是一个大的整体系统,这个系统通过气的升降出入运动来维持自身的相对稳定。

"故能形与神俱而尽终其天年,度百岁乃去。"(《素问·上古天真论》)

"故治病者,必明天道地理,阴阳更胜,气之先后,人之寿夭,生化之期,乃可以知人之形气矣。"(《素问·五常政大论》)

"出入废,则神机化灭,升降息,则气立孤危。故非出入,则无以生长壮老已;非升降,则无以生长化收藏,是以升降出入无器不有。故器者,生化之宇,器散则分之,生化息矣。"(《素问·六微旨大论》)

阴和阳是《易经》中的核心理论、《易经》哲学的要害,也是易经的至宝。《易经》里面,有很大部分都在讲运动、在讨论阴阳的关系。

《易经》里有一句话,说"阴阳之意配日月",意思是阴阳的道理是和日月相配的。我们来看看"阴"这个字和"阳"这个字的结构:"阴"字,左边是个耳刀旁,右边是个月亮的月。"阳"字呢,左边一个耳朵,右边一个"日"——太阳,这两个字的意思就是阴阳之意配日月。所以易经说"立天之道曰阴与阳",就是说,天体宇宙的运动产生阴阳,阴阳就来源于宇宙运动。易经还有一句高度的抽象名言:"一阴一阳谓之道"。这句话的意思也是说,天下的万事万物都是由阴和阳组成的。

在前面,我们讲了"气"的养生问题,"气"的概念我们知道了。

《易经》提出了生命的起源是"气",告诉我们一生当中,都要保养"气"。在"气"的基础之上,易经又提出了一个非常重要的原理,这就是——太极阴阳气化,我们把它叫作太极生命钟。

在了解太极生命钟之前,我们先来看一看"太极图"。这张看上去简单的图示,浓缩了《易经》最高深的阴阳哲理——阴阳之间,永远进行着对立和统一的运动。这是一个哲学的大道理,也是世间万事万物运动的大道理。

这个太极图上,太极图一边是阳,一边是阴。这象征了阴阳平分天下,天下的万事万物都是阴阳的运动,都是阴与阳的合抱体,它们相互转化,互相制约,阴极则阳,阳极则阴,阴中有阳,阳中有阴……阴阳之间不用一根直线划分而用反S线,这就象征了万事万物都是变化的。世界上所有的事物都是盛极必衰,衰极必盛,太极图的阴阳消长变化就是遵循了这个规律。

阴阳之间对立制约、互根互用并不是一成不变的,而是始终处于一种消长变化过程中,双方在一定的条件下可以互相转化,即所谓物极必反。在生命学上就是说,我们人的阳气也是这样的,阳气在你的一生当中,它的强弱,决定着你的生命的盛衰。也就是说,阳气的盛衰决定着生命的强弱。这一生命的规律我们就把它叫作"太极生命钟"。而且,太极生命钟告诉了我们三个重要的启示。

第一个启示就是,我们一生当中都要保养我们的阳气,因为它的盛衰,决定着我们生命的强弱;第二个启示是,中年的时候是人的阳极,因为阳极必阴,阳极就开始阴生了,阳气就逐渐减弱,阴气就逐渐增加,就像这个太极生命钟一样。所以我们在中年的时候,就要注意防止衰老了;第三个启示是,养生还要注意协调阴阳,阴阳平衡了才是正确的养生。

健康是身心灵的进化平衡

这个身心灵的进化平衡有三个层次:

最低的进化平衡:身、心、灵各自独立的进化平衡;

中间的进化平衡：身与心、心与灵、身与灵的关系进化平衡；

最高的进化平衡：身心灵统一的整体稳态进化平衡。

身心灵三个不同级别的进化平衡，身体的进化平衡是物质的，是基础的，身体的收支、运动等都是由心理的、活动决定的，都是由人的喜好、情感、情绪、智力等决定的，即意识决定身体，观念、文化、思想直接决定了肉体的能量吸收、消耗和排毒功能，进而决定了肉体与外界能量摄取和废物排出的相对进化平衡，一句话，是脑袋决定了身体是否健康长寿，是否妄为早死，而不是肉体决定了意志、智力和情感、情绪等。

心理的活动并非无缘无故发生的，它也是有主管单位的，它的上级主管单位就是灵，也叫精神，对一个完整的人来说，人的一切心理活动、心智、情绪等都是源于他的灵魂，他的世界观、人生观、价值观、生活观、健康观等极少数观念，都是源于宇宙精神。如林妹妹得了相思病，是源于她的婚姻观念，是源于超越肉体、情感的一种进化的宇宙迭代的指令。石头不可能想另一块石头，只有更高级的人类才会得相思病。

由此可知，肉体病变是由心智决定的，而心智又是由观念由宇宙进化精神决定的。更高一级的决定和主宰更低一级的存在，以及它的"生老病死"，而且一般来说这种逻辑顺序不可逆转。

那么，我们便知道，人要健康长寿，最根本的是精神是世界观、人生观、生活观、价值观等。如果决定一个人健康长寿的观念出了问题，人就必然生病早死。

这就是健康长寿的内在逻辑和本质。

如今我们判断一个人是否有病，总是去医院做各种组织器官检查，X光、B超、心电图等等，几十项检查下来，浪费了大量钱财，也不能真正查出病因。

如查肉体病只是查出病灶的生活状态，而非真正的病因。西医治病主要是针对病灶的状态来下药，来杀灭肿瘤，这就是治标不治本，不能从根本上消除疾病。

又如减肥，西医可采取吸脂法减肥，这不可能长期有效，只可能短期看上去很美，为什么？因为没有找到增肥的根本原因是她贪吃，尤其喜欢吃肥肉、甜食等，而贪吃不是肉体病，而是社会病，生活方式病，如果不改变生活方式，肥胖是必然的。而生活方式病也不是最根本的症结，最根本的症结是观念病，是世界观、人生观出了问题。

由此可见，许多病西医是不可能治好的，因为他们只检查你的肉体，只观察你物质层面的东西，而不去探究更高层面起决定作用的病源。老中医在这方面做得十分好，他们在看病时会探问你的生活方式和精神观念。因为他们知道，一个人如果没有正确的健康长寿观念，自然很难健康长寿的。

西医仪器查病的三大致命不足：

一是，只能看到物质的现状，不知过去；

二是，只能看到局部狭窄部位而看不到整体关联，断章取义；

三是，只能看到最低级的存在，不知更高级的意识和精神存在。

从时间上说，只看到短暂的时间段；

从空间上说，只看到局部和片段；

从层次上说，只看到最低的物理化学层面。

这就是西医设施和仪器的不足，它往往只能观察到人体某一器官或某一短暂时间内的现状，它无法从长时间、大空间、高层次上来整体把握疾病。如我胃痛得厉害，到医院检查，医生用胃镜，他看我的胃的表面情况，有无出血、肿胀、溃疡、炎症、反流等，但它无法看到胃的整体运行功能，以及胃与整个人的生活习惯、情志关系，因此，一通检查下来，医生只能得出一个表面现象，并不能找到真正的原因。也就是说：

西医，只能告诉我们病症是什么状态；

中医，却能告诉我们病症由什么引起。

根据科学中的"不兼容原理"可知，越复杂的系统，把握问题的精确能力必将减退。人体是一个巨系统，十分复杂，因此，过分精确地理解和把握事物显然会适得其反。

《黄帝内经》早就指出:"夫阴阳者,数之可十,推之可百,数之可千,推之可万,天地阴阳者,不可以数推,以象之谓也。"

这段可揭示出中医查病的两个基本观点:

一是,注重整体观,兼顾长时间、大空间和高层次;

二是,注重进化平衡观,身心灵三个层次的决定论。

也就是说,中医是靠"整体进化平衡论"来治病的。如我们在大街上看女人的美丑,显然不能用显微镜去观察细胞或分子的排列组合,而是要整体观察人的气质气象和身体的协调程度,而且是在动态中去观察,贵妃一笑百媚生,贵妃若不笑,就不是她最迷人的时候。

因此,要想知道并把握生命,就得看身心灵整体动态运动是否进化平衡。这个进化平衡多数是指阴阳进化平衡,实际上这种说法也只是简单宏观的表述,具体它可以是长时间、大空间和各层次的整体协调进化平衡。

如我长跑过后去医院测心率,肯定比心平气和时要跳得快得多,因此,仅从较短时间内判断肉体的物理化学状况,显然是错误的,得出的心脏病结论也是错误的。这种纯粹只凭物理仪器和化学分子数据检测,是不可能理解生命科学的,即一个小学生不可能理解专家高深的智慧,中医和西医最根本的区别是世界观的区别。

西医的世界观——宏观物质世界观+微观粒子世界观;

中医的世界观——整体关系观+动态进化平衡观、

中医的治病养生基本原理,其实是一套侧重关系进化平衡的完备体系。

看病,是探寻关系失衡的原因;

治病,是恢复关系进化平衡的和谐。

中医的"五行相生、五行相克"理论,就是一套经典的"关系链学说"。心、肝、脾、肺、肾五个脏器,虽然都有各自的差异性价值,但五脏之间是一个相互协助共生的整体。

西北沙漠化,缺水,故不能生木,即水生木,南方雨水多,故草木茂盛,就是讲的五行相生相克的原理,这就是中医的科学原理之一。

当然相生相克的目的是维持动态进化平衡,这个进化平衡正如前面所讲,要从三种关系维护上去理解和把握。

一是,组织器官内部进化平衡;

二是,横向与平级的器官组织进化平衡;

三是,纵向与上级、上上级保持进化平衡。

总之,此三者的动态进化平衡一旦被破坏,人必生病。人不是一个孤立的物质器皿,而是一个相互联系、相互制约的关系体。

总之记住:中医是从世界观层面开始治病的,而西医是从物理、化学物质层面开始治病养生长寿的。中医并不排斥西医的疾病检查,但中医决不只停留在物质层面上,中医治病的根本原理——医者,意也!从本质上讲,中医是哲学和艺术。

生命协调进化的三套指挥系统

西医将人的肉体分为八大系统,人体基本生命活动的完成,有赖于八大系统的正常工作、协调工作。那么,人体是如何进化平衡这八大系统的关系呢?是靠三套层次不同的指挥系统来实现的。

微观,主管层面——自主神经系统,如中枢神经系统、内分泌系统等。

中观,总经理层面——心智逻辑思维、文化、观念习好等;

宏观,董事长层面——宇宙精神、进化精神、大爱精神、灵魂主宰等。

主管,是驻扎在肉体中直接指挥肌体运动协调进化平衡的;

总经理,是从个体生命角度来指挥生命与内外协调进化平衡的;

董事长,则是从宇宙整体进化角度来进行方向性、战略性指挥的,主要负责人与宇宙的关系进化的。

当然,这三级指挥系统虽然各负其责,而且低一级的"指挥员"也是要服从更高一级的"指挥者"的。

这三套指挥系统的运转原则是:

个人服从组织;

下级服从上级；

地方服从中央；

全党服从主席。

正因为有了这三套严谨有序的指挥体系，生命才会身与心畅通，人与人畅通和人与宇宙万物保持畅通，生命才会健康长寿，快乐幸福。

这三套指挥体系的功能分别是：

一是，秩序指挥员，确保各组织关系进化平衡；

二是，生产正义、正气、制度、法律、法规；

三是，提供正能量，清除负能量。

这套生命指挥体系就是一套类似于毛泽东的建党建国建军体系，十分完备、十分高效。

如果人体生病了，一定是指挥系统出了问题，要么是指挥官贪污、腐败、渎职，要么是指挥官无能、无责、急功近利。

这和中国今天贪官腐败的道理是一样的，官员自己不正，没有正气，自然就会受到外界的干扰比如各种气候变化、细菌、病毒、外伤等，自身的影响如情绪变化、饮食劳倦等，这些内外干扰因素一旦盯上了"指挥官"，那么，没有正气责任的指挥官就会被负能量"拿下"。如果指挥官个个都"正气存内"，自然会"邪不可干"（侵犯、干扰）。

体内邪气胜于正气——生病或病变；

体内正邪势均力乱——亚健康；

体内正气战胜邪气——健康长寿。

邪气有两个来源：

外源之一——气象因素如风、霜、雨、露、雪、冰冷等对人体的影响；

外源之二——气候反常，忽冷忽热等对人体的影响；

外源之三——细菌、病毒或其他致病微生物造成的各种感染等。

内源之一——情绪情感思维观念刺激变化大对人体的影响；

内源之二——饮食起居，如暴饮暴食、房事太频、起居无常等影响；

内源之三——脏腑功能的亢进或衰退打破了内进化平衡。

正气如果不能及时预防这些内外邪气，不能及时摆平这些邪气，身体立马就会出现邪盛正虚的状况，就会生出各种疾病。

我们一旦了解了正气和邪气这两个因素与疾病的关系之后，对任何疾病就该从这两个方面着手：一查邪气是否盛，二查正气是否虚。如因风寒导致了感冒，就应以祛邪气为主，如果是体质虚弱引起的感冒，就应以补正气扶阳为主，如果体弱又遭风寒，则应扶阳和祛邪并用。

生命是基因的逐步展开和不断修正

种瓜得瓜，种豆得豆，男女激情后精子和卵子成为受精卵，个体生命便正式开始。生命的第一步是从基因打包开始的，桃花是桃花的基因，人是人的遗传基因。

那么，什么是基因？

基因是一系列差异化生命程序的压缩打包，任何一种动物、植物的基因，都是由无数有序的基因组合而成，任何一个基因组都具有如下特征：

特征一：基因是一组展开生命的程序和命令；

特征二：基因和基因之间具有差异性；

特征三：基因的展开是有时间设置的。

先说特征一，基因为什么会形成生命展开的程序？这是因为基因是宇宙在自组织中会逐步进化出识别选择、记忆和信息逻辑程序化三大功能。也就是说基因在数亿年的进化中诞生，虽然我们目前还没有彻底揭开基因的全部奥秘，但我们已推测到任何基因：一是都具有记忆功能，能记住上代的最佳优势和能力，记忆上代的信息十分广泛而且全面，如父亲的长相、身高、个性，等等；二是都具有识别选择功能，能对上代的信息进行选择，而不去选择未知的陌生的信息，这种识别选择性就确保了继承的纯洁性和相似性；三是能对继承的信息的信息进行编程打包。而且是按时间顺序和空间拓展来依次设计的。男人什么时间发育、遗精，女子什么时候排卵等都进行了时间程序设计，乳房什么时候发育，长多大等，都是有预案设计的。每个人长两只手而不是长三只九只手，每只手长五个手指等都是早就设计好了的，都是有限制性的。

由此可见，基因是多么的伟大，宇宙是多么的神奇。

是不是有了基因就一定能展开生命呢？

不能。因为基因只是种子，种子只是内因，种子要想生根、发芽、开花、结果，那还得有合适的外部条件，否则也不能展开生命。

那么，什么样的外因外缘才会促成基因依次展开呢？

能促成基因展开的外因有如下三个特征：

第一，有利于基因展开的基本条件必须具备，如花的种子需要空气、阳光、水分、土壤、化肥等主要物质条件，离开了这些基本必要条件，种子就不会开花结果。

第二，不同的基因对外在条件的要求不同，如鱼需要水，而鸟需要天空等。基因对外因的选择是有偏好的，至于为什么会有这种偏好，目前人类并没有彻底揭开其间的奥秘。

第三，当基因展开的外部条件逐步发生变化时，基因也会及时修正内因，及时调整自己对外部环境的适应，进而进化出修正后的新的基因。如在草原生长的动物，当草原沙漠化后，动物有可能走向森林、海洋和天空，因此，原来只适应草原的动物就有可能重新修改自己的基因，而生长出会飞的翅膀、会在水中呼吸的鳃等，这就是基因的进化性。

具体对人类来说，大脑变得越来越聪明，显然也是基因受外界刺激和环境变化后主动修正的结果。

现在我们知道，生命并非孤立的存在，任何人都是宇宙整体进化的结果，而且是与万物、他人等相互依存共生共演共进化的结果。表现上看，人对大自然的需要是有偏好的，但万物都是关联的，我们吃羊肉，产羊肉的羊吃草，草吃化肥、空气、阳光、水分等，依此类推，个体的人只是一种幻象和假象，人本身就代表宇宙的全部进化，也与看似无关的万物有关，那远处的太阳死了，我们要不了几个月也会死去。

上面我们大致对生命的成长有了一点了解,下面我们再进一步把握生命为什么会生病?

从内因角度来说,人生病有其必然性的。一般会因基因继承了病原体而生病、会因继续的个性而生病、会因进化的智慧有限性而生病。

从外因角度来说,会因外景、外物、外人而引发情绪波动而生病,会因文化知识智力不足而生病,会因信仰精神正气不足而生病,会因环境骤变而生病。平时我们讲的外感六淫,内伤七情,在此,就是指外因而引发内因生出了疾病。

有的孩子一生下来就体格健壮,到老死前基本上不生大病,而有的人从小就是一个病歪歪的样子,体弱多病,生命似乎没有充分展开。这是为什么?这就是基因决定的。

江南人个子不大,名堂不少,东北人个头都大,为人豪爽,这就是外部环境所导致的,一方水土养一方人。

人为什么会生病,仅从对环境的偏好来说,就能生出无数疾病来。如南方人到了西北干旱的沙化地区,就很容易生病,因为南方的肉体不太适应突变的北方的空气、饮食、生活习惯、水果等。

生命展开的定数与变数

每个人从受精卵开始生命的旅程,这趟旅程在展开的过程中,实际上有三个最基本的维度:

一是,时间维度——生命能活多长;

二是,空间维度——生命能在高宽深上延展多少;

三是,个性维度——生命能在身心灵上维系多少。

先说生命展开的时间维度:

每个生命在预先设计基因程序时都是有寿命长短的,而且这个寿命都是有定数的。一般来说,每个人能活多久,如果不出意外,都是有具体的时间定数的。

这个定数由谁决定呢?

由继承的上代的基因决定,而基因的继承却有差异性,上代的基因里有长寿密码，爷爷活了100岁，父亲活了110岁，若不出意外，一般来说，子女们也能长寿。相反，如果一个人的祖辈们都只活了50多岁，那他也有可能不会超过80岁，甚至不会超过60岁，当然这是在基因没有多大变化的良性前提下。

当然也有父辈长寿而子女们短命的情况，这主要由三个变数决定：

一是长寿父亲与一个短寿母亲结婚合成的受精卵，在选择时主要继承了母亲短寿的基因，故出现子女们短寿的现象；二是外因打击如战争、瘟疫、灾害等将其打击致死而短命；三是他本人过早地耗尽了他的定数生命，如本可以活一百岁，但由于天天暴食暴饮，一天只睡三个小时，性生活过度，情绪波动极大，如此这样，他最多可能活到六十岁。

当今社会过劳死十分普遍，许多"精英"都死得很早。他们为什么死得早？主要是他们找死。因为被欲望执着掌控，出不来，于是过度耗尽了他的生命时光。

生命在时间上有定数，其实还可细分，基因中设计了你一生要睡多少觉，工作多久，休闲娱乐多久。如果你在日夜加班加点中将工作时间耗尽，那么，早死便是必然的。

其次，我们再看看一个人的空间定数：

每个生命的展开都是有空间定数的，我们可以从高宽深上来理解这个定数。

一个人肉体能展开占用的立体空间是有定数的，你长多高，脚长多大，穿多大的短袖都是有定数的，你的眼睛、耳朵也是有大小定数数的。

总之，你的五脏六腑，你的五官、身材等都是有定数的，另外，一个人生存空间也大都是有定数的。

最后说你的个性定数：

在人身上，有一个十分稳定的东西，即每个人都有灵魂，而且是人的灵魂；每个人都有个性，而且独特的个性。常言道：江山易改，本性难移。

人的灵魂是人身体上的精神，这个东西跟着我们肉体一生，一般会不离不弃，哪怕一只手断了，我们的灵魂还在，只要我们的肉体还活着，我们的灵魂就在。

也许我们的肉体在新陈代谢过程中，脸上的细胞换了几十次，头发换了几百次，心脏的细胞换了几次，大脑的细胞换了数次，我们肉体通过新陈代谢将所有的细胞都换了个遍，但我还是我，我的梦想、信念、个性、习好等依然还在，这就是灵魂个性的神奇部分。这正如铁打的江山流水的兵，正如毛泽东部队的军魂，部队里战士全战死沙场了，新来的兵在团队文化制度的教育和熏陶下，又具备了和以前一样的不变的军魂。

一般来说，除了基因缺陷者之外，大都应该活120岁左右，但现实生活中今天只能活80多岁，甚至有些活不到50岁就生病去世了，这又是什么原因呢？

主要是人们对生命定数不了解，以至于消耗过度，提前耗尽了有限的定数而致死的。

定数一般是指基因定数，变数一般是指内因中的"七情"变化和外在的"六淫"的干扰。

在定数相对恒定有限的前提下我们要想长寿，那就得充分理解"七情"对肉体生命的影响，尽量减少七情对肉体生命的干扰和伤害，尽量增加和提升七情对肉体生命的损伤。

同理，针对外因"六淫"亦是如此。

但大多数人之所以提前谢世，都是死于无知妄约，不能控制好七情和及时回避六淫和其他各种伤害。正因为如此，要想长寿，就得对大多数人进行定数与变数的健康教育。

肉身是一台精美的机器

宇宙145亿年的进化，最终炼出了人类伟大而精妙的肉身。

无论男人，还是女人，肉身都是大自然的杰作，都是一台精密的机器，都是一件伟大的艺术品。

人有两眼平行——平等看人；

人有两只耳朵——兼听则明；

人有两个鼻孔——不能随人一个鼻孔出气；

人有一个舌头——不能讲两面话；

人有一心分左右室——既为自己想，也想想别人；

人有两条腿——相互支撑；

人有两只手——两手都要抓。

这就是肉身的伟大，它胜过人造的任何艺术品。

那么，肉身之精美，还美在哪里呢？

一是有统一的指挥系统，各器官一切行动听指挥。完全遵守下级服从上级、地方服从中央、个人服从组织的团队运作原则。

在每个人身上，"头脑"就是团队中发号施令的干部，而且"头脑"的"工资"最高，头脑在人体中消耗的能量、信息、物质是最多的。

二是有相互的平等合作精神。

这正如毛泽东思想中的统一战线一样，身体中的每一个器官都是能相互联系、相互帮助的。

三是有独立自主的实干精神。

人体中的器官在差异性功能上各不相同，而且不同的器官都分别肩负着身体中赋予的不同使命。在没有病变的时候，每个器官、组织、系统等都会按质按量地完成各自的任务。

毛泽东思想的独立自主、实事求是和群众路线，在肉体这台机器上体现得最完美。

生命的目的和意义是什么

从物质、能量层面讲，人是一台造粪机；

从信息、知识层面讲，人是一台造物机；

从天人合一的层面讲，人是一台造爱机。

你只要看看人为什么会长成这个样子，就直观地知道，人的十大系统、人的所有器官第一功能就是为了吸收物质能量，为了得到自然界中、社会中的物质和能量，而后将饮食通过一系列身体管道转化成粪便。

呼吸系统和消化系统存在的意义在于给身体提供氧和营养，离开了它们，人就得死亡。循环系统是为了运送氧和营养给全身各细胞，同时将废物排出。泌尿系统排泄人体代谢产物。

以上四大系统要协调，自然需要进化出神经系统和内分泌系统。

那么，还剩下运动和生殖系统，这也很明显，运动有助于消化，生殖有助于传宗接代，以便生产下一代造粪机。

难道这就是人生天地间的目的和意义吗？

显然不是。吃饭是为了活着，但活着不是为了吃饭；生孩子是因为婚姻，但婚姻不是为了生孩子。

人是层次进化的动物，在层次进化中，人产生了自主意识，人知道从大自然、社会中去寻找快乐，人能产生知识、信息和智力、情感。

人除了最低层次的造粪之外，还会形成社会分工，造出许多产品，产品有物质的和精神的。人能够像大自然一样主动创造出丰富多彩的人造世界，高楼、高铁、高产等。

那么，从造粪机到造物机是不是就是人进化的最高层次呢？从造粪机到造物机显然还不是人目前最后的层次进化，目前作为人的最高进化是造爱机。

人有思想有智力，终于发现了宇宙整体观中的"关系"二字是关键，于是人知道了主动发生关系的重要性和必要性，于是人在亲证宇宙关系进化中便发现了——大爱。由此看出，人是宇宙中最能表现宇宙意识的存在，人是最能展示物质、信息和爱三者的流动性的存在体。

一句话：人是展示大爱的动物，是宇宙关联精神的最高体现，是天人合一的完美体现，而不是一台造粪机。

由此看出，生命的终极目的是展示宇宙的大爱精神。

人活一辈子，目的是为了使每个人的灵魂走向成长成熟，天天向上。每个人几乎不能从物质层面来理解他，他虽然是由分子、原子、电子构成，虽然有化学反应、物质运动、生物反应等特征，但这不是人的主体、核心和本质，并不能代表人。真正能代表人的是人的思想和爱，是人大脑的连接力。

另外，从人体机构上看，人最重要的部位都是尽量被设置在最高位置的，人的头最重要，故被放置在最高位置，心脏也很重要，故放在最里靠身体上部位置，生殖器也很重要，被放在最隐秘的位置。手脚显然不那么重要，就算断了一只手或脚也不会死，故放在下位和边上。

动物亦是如此布局。

由此也可以看出，人是动物，但人却是高级动物，人是有灵魂的精神动物。人的终极意义不是造粪，不是造物，而是造爱，是精神的自由连接度。宇宙是关系宇宙，关系在人身上的体现就是爱、就是仁、就是关怀。人的一生，终极目的和意义就是在发现爱、亲证爱、扩大爱，就是在提升自我的灵魂伟大程度。

由此可知，只有爱才是健康长寿的首要条件。

由于灵魂层次决定了心理层次，心理层次又主宰了肉体层次，那么，真正决定肉体健康长寿的只能是爱，只能是灵魂的伟大。

当今中国，男女平均活的年龄都在75岁以上了，而在100年前平均年龄却不到50岁。越往前推，人活的平均年龄就越短，并非像《黄帝内经》中讲的"度百岁乃去"。

人越来越长寿，流行的观点是营养好了、医疗技术高了，而我却并不这么认为，我认为根本原因是人智力提高了，是人与自然、社会的关联度提高了，是智力的连接度提升而使人更长寿。

仁者寿是肯定的。仁就是爱，就是连接力。有爱的人，就是有连接力的人，这种人人际关系好、心态好、不与自己对抗、不与他人对抗、不与天地对抗，能天人合一，故能健康长寿。

因此，我认为中医治病，首先就要治灵魂病，其次治心理病，再次治肉体病。

生命究竟是如何衰老的

黄帝曰："其不能终寿而死者，何如？岐伯曰：其五脏皆不坚，使道不长，空外以张，喘息暴疾，又卑基墙，薄脉少血，其肉不石，数中风寒，血气虚，脉不通，其邪相攻，乱而相引，故中寿而尽也。"人之所以中年而死，其原因在于先天禀赋薄弱，后天不知调养，从而揭示了养生防病对于健康长寿的重要意义。正如张景岳所说："然则人之气数，固有定期，而长短不齐者，有出于禀受，有因于人为。故惟智者不以人欲害其天真，以自然之道，养自然之寿，而尽终其天年，此圣智之所同也。"

衰老是如何形成的呢？

一般来说，首先是生活没有规律，《素问·上古天真论》云："法于阴阳，和于术数。食饮有节，起居有常。不妄劳作，故能形与神俱，而尽终其天年，度百岁乃去。"相反，"以酒为浆，以妄为常，醉以入房，以欲竭其精，以耗散其真，不知持满，不时御神，务快其心，逆于生乐，起居无常，故半百而衰矣。"

其次，是七情失调。《素问·阴阳应象大论》云："人有五脏化五气，以生喜怒悲忧恐。"而心"在志为喜"，肝"在志为怒"，脾"在志为思"，肺"在志为忧"，肾"在志为恐"。《素问·举痛论》云："余知百病生于气也，怒则气上，喜则气缓，悲则气消，恐则气下，惊则气乱，思则气结。"

所以，七情过极，必然气血不和，阴阳失调，脏腑离乱。故长寿学者胡夫兰德在《人生延寿一法》中指出："一切对人不利的影响中，最能使人短命、夭亡的就要算是不好的情绪和恶劣的心境，如忧虑、颓丧、惧怕、贪求、怯懦、忌妒和憎恨等。"

二、在气的整体进化中，生命如何与天地同呼吸

正确解读中医的整体气化观

中国传统文化的世界观是整体世界观，整体世界观对人的指导方法论是天人要合一，中医自然也是继承了整体世界观和天人合一方法论。

但中国文化和中医对整体世界观和天人合一方法论却并没有一个正确系统的解释。

我认为要想当一名优秀的中医师，首先就得认识什么是整体观和天人合一。

什么是中医整体观呢？

我认为至少有三个观点必须把握。

一是，整体进化的观点；

二是，整体关系进化的观点；

三是，层次进化是养生治病的关键。

许多人谈中医治病始终围绕辩证阴阳两个要素绕来绕去，始终离不开阴阳相斗、相抗、相化、相助、相侮、相生、相克等这个旧套路。

其实，只谈阴阳、虚实、表里、燥湿等对立性词语，会形成一种误导，误认为整体运动就只有阴阳对立运动，误认为没有其他进化形态的运动，误认为只有静态的狗咬狗的斗争冲突。

正因这种误导，使大多数中医师看不到方向进化，关系互动进化和层次进化是治病的关键。

上医，治国、治人类、治宇宙；

中医，治人；

下医，治病。

传统中医解读的气化整体观

整体就是统一性和完整性。中医学非常重视人体本身的统一性、完整性及其与自然界的相互关系，认为人体是一个有机的整体，构成人体的各个组成部分之间在结构上不可分割，在功能上相互协调、互为补充，在病理上则相互影响。

而且人体与自然界也是密不可分的，自然界的变化随时影响着人体，人类在能动地适应自然和改造自然的过程中维持着正常的生命活动。这种机体自身整体性和内环境统一性的思想即整体观念。整体观念是中国古代唯物论和辩证思想在中医学中的体现；它贯穿于中医学的生理、病理、诊法、辨证和治疗等各个方面。

首先，人体是一个有机的整体。

人体是由若干脏腑、组织和器官所组成的，每个脏腑、组织或器官各有其独特的生理功能，而这些不同的功能又都是人体整体活动的一个组成部分，这就决定了人体内部的统一性。

也就是说，人体各个组成部分之间，在结构上是不可分割的，在生理上是相互联系、相互支持而又相互制约的，在病理上也是相互影响的。人体的这种统一性，是以五脏为中心，配以六腑，通过经络系统"内联腑脏，外络肢节"的作用而实现的。

五脏是代表着整个人体的五个系统，人体所有器官都可以包括在这个系统之中。人体以五脏为中心，通过经络系统，把六腑、五体、五官、九窍、四肢百骸等全身组织器官联系成有机的整体，并通过精、气、血、津液的作用，完成机体统一的机能活动。

中医学在整体观念指导下，认为人体正常的生理活动一方面依靠各脏腑组织发挥自己的功能作用，另一方面则又要靠脏腑组织之间相辅相成的协同作用和相反相成的制约作用，才能维持其生理上的平衡。

每个脏腑都有其各自不同的功能，但又是在整体活动下的分工合作、有机配合，这就是人体局部与整体的统一。

在认识和分析疾病的病理状况时，中医学也是首先从整体出发，将重点放在局部病变引起的整体病理变化上，并把局部病理变化与整体病理反应统一起来。一般来说，人体某一局部的病理变化，往往与全身的脏腑、气血、阴阳的盛衰有关。

脏腑、组织和器官在生理、病理上的相互联系和相互影响，决定了在诊治疾病时，可以通过面色、形体、舌象、脉象等外在的变化，来了解和判断其内在的病变，以做出正确的诊断，从而进行适当的治疗。

人体是一个有机的整体，在治疗局部病变时，也必须从整体出发，采取适当的措施。如，心开窍于舌，心与小肠相表里，所以可用清心热泻小肠火的方法治疗口舌糜烂。它如"从阴引阳，从阳引阴，以右治左，以左治右"（《素问·阴阳应象大论》），"病在上者下取之，病在下者高取之"（《灵枢·终始》）等等，都是在整体观指导下确定的治疗原则。

其次，人与自然界具有统一性。

人类生活在自然界中，自然界存在着人类赖以生存的必要条件。同时，自然界的变化又可以直接或间接地影响人体，而机体则相应地产生反应，属于生理范围内的，即是生理的适应性；超越了这个范围，即是病理性反应。故曰："人与天地相应也"（《灵枢·邪客》），"人与天地相参也，与日月相应也"（《灵枢·岁露》），这种人与自然相统一的特点被中国古代学者称为"天人合一"。

季节气候对人体的影响：春温、夏热、长夏湿、秋燥、冬寒表示一年中气候变化的一般规律。生物在这种气候变化的影响下，就会有春生、夏长、长夏化、秋收、冬藏等相应的适应性变化。

人体也与之相适应，如："天暑衣厚则腠理开，故汗出……天寒则腠理闭，气湿不行，水下留于膀胱，则为溺与气"（《灵枢·五癃津液别》），说明春夏阳气发泄，气血容易趋向于体表，表现为皮肤松弛、腠理开、汗多；而秋冬季阳气收藏，气血容易趋向于里，表现为皮肤致密、少汗多尿的变化。人体的脉象也有春弦、夏洪、秋浮、冬沉的不同。许多疾病的发生、发展和变化也与季节变化密切相关，如春季常见温病，夏季多发中暑，秋季常见燥症，冬季多有伤寒。

在昼夜晨昏的变化过程中，人体也必须与之相适应。白昼为阳，夜晚为阴，人体也是早晨阳气初生，中午阳气隆盛，到了夜晚则阳气内敛，便于人体休息，恢复精力。许多疾病的发病时间及引起死亡的时间也是有一定规律的。如研究表明，五脏衰竭所致死亡的高峰时间在下半夜至黎明前，春夏季时期急性心肌梗死多发生在子时至巳时，而秋冬季，该病的发作多在午时至亥时。此外据观察，人的脉搏、体温、耗氧量、二氧化碳的释放量、激素的分泌等，都具有24小时的节律变化。

根据中医运气学说，气候有着十二年和六十年的周期性变化，因而人体的发病也会受其影响。近年来，科学家们发现这种十二年或六十年的变化规律与太阳黑子活动周期（11年或12年）有关。太阳黑子的活动会使太阳光辐射产生周期性变化，并强烈干扰地磁，改变气候，从而对人体的生理、病理产生影响。

地域的差异，人们的生活习惯和身体状况也有很大不同。如江南多湿热，人体腠理多疏松；北方多燥寒，人体腠理较致密。因此每个地区也各有其特有的地方病。甚至不同地区人们的平均寿命也有很大的差别。早在两千多年前，中国古代医家就对此有所认识，在《素问》中就这个问题作了较详尽的论述，如《素问·五常政大论》说："高者其气寿，下者其气夭，地之小大异也，小者小异，大者大异。故治病者，必明天道地理……"

正是由于人体本身的统一性及人与自然界之间存在着既对立又统一的关系，所以对待疾病因时、因地、因人制宜，就成为中医治疗学上的重要原则。因此在对病人作诊断和决定治疗方案时，必须注意分析和考虑外在环境与人体情况的有机联系以及人体局部病变与全身情况的有机联系，这就是中医学的重要特点——整体观念。

气化的人体是一个有机的整体

整体，就是事物本身所存在的统一性、完整性和联系性。也就是说，事物是一个整体，事物内部的各个部分是相互联系不可分割的，任何部分，只有置于整体之中才能正确地被认知；事物与事物之间也有着密切的联系，中医学的整体观念既重视人体自身的统一性和完整性，又强调人和自然环境、社会环境之间是相互影响，且不可分割的整体。这个思想贯穿于生理、病理、诊法、辨证、养生和治疗等整个中医理论体系之中。

人体是一个内外联系、自我调节和自我适应的有机整体。人体是若干脏腑、形体、官窍组成的，而各个脏腑、形体和官窍各有不同的结构和机能，但它们不是孤立的、肢解的、彼此互不相关的，而是相互关联、相互制约和相互为用的。因此，各个脏腑、形体、官窍，实际上是人体整体结构的一部分；各个脏腑、形体、官窍的机能，实际上是整体机能的一部分。

人体是一个有机整体具体体现在三个方面：

一是人体结构的整体性：人体脏腑器官在结构上是相互关联、不可分割的，每一个脏腑器官都是机体整体的一个组成部分。

二是人体生命基本物质的同一性：精、气、血、津、液都是组成各脏腑器官，并维持其功能活动的基本物质，这些物质分布并运行于全身，以维持机体统一的功能活动。

三是人体功能活动的联系性：形体结构和生命基本物质的统一性，决定了功能活动的统一性。

生理上的整体性：

人体自身在生理上的整体性，主要体现于两个方面：一是构成人体的各个组成部分在结构与机能上是完整统一的，即五脏一体现；二是人的形体与精神是相互依附、不可分割的，即形神一体现。

五脏一体现：人体由五脏（心、肝、脾、肺、肾）、六腑（胆、胃、小肠、大肠、膀胱、三焦）、形体（筋、脉、肉、皮、骨）、官窍（目、舌、口、鼻、耳、前阴、后阴）等构成。各个脏腑组织器官在结构上彼此衔接、沟通，它们以五脏为中心，通过经络系统"内联脏腑，外络肢节"的联络作用，构成了心、肝、脾、肺、肾五个生理系统。

心、肝、脾、肺、肾五个生理系统之间，又通过经络系统的沟通联络作用，构成一个在结构上完整统一的整体。每个生理系统中的任何一个局部，都是整体的一个组成部分。

结构的完整为机能的统一奠定了基础。精、气、血、津液是构成人体的重要组成部分，又是维持人体各种生理机能的精微物质。精、气、血、津液分布、贮藏、代谢或运行于各个脏腑、形体、官窍中，支撑了它们各自的机能，并使它们之间密切配合，相互协调，共同完成人体的各种生理机能，从而维持了五个生理系统之间的协调有序。同时，脏腑的机能活动又促进和维持了精、气、血、津液的生成、运行、输布、贮藏和代谢，从而充实了形体，支持了脏腑、形体、官窍的机能。这种以五脏为中心的结构与机能相统一的观点,称为"五脏一体现"。

根据五脏一体现,人体正常的生命活动,一方面要靠各脏腑正常地发挥自己的功能,另一方面要依靠脏腑间,即五个生理系统间的相辅相成的协同作用和相反相成的制约作用,才能维持协调平衡。

人体的脏腑组织器官各有不同的机能,但都在心的主持下,协调一致,共同完机体统一的机能活动。因此,人体又是一个以心为主导,各脏腑密切协作的有机整体。

心因其藏神而为五脏六腑之大主。心神是机体生命活动的主宰。神能驭气,气有推动和调控脏腑机能的作用,故心神能够控制和调节全身脏腑经络形体官窍的机能。诸如心气推动和调控心脏的搏动以行血,肝气疏泄以调畅气机、舒畅情志,肺气宣降以行呼吸和水液,脾气运化水谷和统摄血液,肾气主生殖、司水液代谢和纳气等,都有赖于心神的统一主导,故《素问·灵兰秘典论》说"主明则下安,主不明则十二官危"。

人体的生命活动正常与否,除心为主导外,还取决于五脏之间是否协调。在完成整体机能方面,五脏之间是密切配合、协调统一的。如血液的循行,虽由心所主,还需要肺、肝、脾等脏的协助。心脏的搏动推动血液运行全身;肺主气而辅助心运血;肝主疏泄而促进血液于脉中。此四脏紧密配合,才能维持正常的血液循环。五脏既各司其职,又相互协调,是维持人体复杂机能的保证。

形神一体现:形体与精神生命的两大要素,二者既相互依存,又相互制约,是一个统一的整体。

形体,是构成人体的脏腑、经络、五体和官窍及运行或贮藏于其中的精、气、血、津液等。它们以五脏为中心,以经络为联络通路,构成一个有机整体,并通过精、气、血、津液的贮藏、运行、输布、代谢,完成机体统一的机能活动。

神,有广义与狭义之分:广义的神,是指人体生命活动的总体现或主宰者;狭义的神,是指人的意识、思维、情感、性格等精神活动。

形神一体现即是形体与精神的结合与统一。在活的机体上,形与神是相互依附、不可分离的。形是神的藏舍之处，神是形的生命体现。神不能离开形体而单独存在，有形才能有神，形健则神旺。而神一旦产生，就对形体起着主宰作用，形神统一是生命存在的保证。

精是构成人之形体的最基本物质，也是化气生神的物质基础，而精藏于脏腑之中而不妄泄，又受神和气的控制和调节。气是人体内活力很强不断运动的精微物质，是推动和调节人体生命活动的根本动力。气也是化生神的基本物质，气充则神旺，而气的运行，又依赖神的控制和调节，即所谓"神能驭气"。精、气、神为人身"三宝"：精为基础，气为动力，神为主宰，构成"形与神俱"的有机整体。

由于精与气是构成人体和维持人体生命活动的基本物质，人体又是以五脏为中心构成的有机整体，因而精神活动与五脏精气有着密切的关系。中医学认为，精神活动由五脏精气产生，由五脏共同主持，但总由心来统领。五脏精气充盛，机能协调，则精力充沛，思维快捷，反应灵敏，言语流利，情志活动处于正常范围，既无亢奋，也无抑郁。若五脏精气不充，机能失调，则会出现精神方面的异常变化。另一方面，精神活动的异常也可影响五脏的机能，突然强烈或长期持久的情志刺激，超越了人体的生理调节能力，常易影响五脏气机，引起五脏精气的相应病变。

机体整体统一性的形成，是以五脏为中心，配合六腑，通过经络系统"内联脏腑，外络肢节"的作用实现的。五脏是构成整个人体五个系统的中心，通过经络系统，把六腑、五体、五官、九窍、四肢百骸等全身组织器官有机地联系起来，构成一个表里相连、上下沟通、密切联系、协调共济、井然有序的统一整体，并通过精、气、血、津液的作用来完成机体统一的功能活动。

心理和生理是人的两大基本功能活动，心身之间存在着相互依赖、相互促进、相互制约的协同关系。所以，古人强调："形与神俱""形神合一"，认为人的正常生命活动是心理和生理功能的有机融合。人的各个脏腑、组织、器官有着不同的功能，这些功能都是整体功能活动的组成部分，它一方面受到整体功能活动的制约和影响；另一方面又影响着其他脏腑器官的功能活动，从而使身心功能活动表现出整体统一性。

病理上的整体性：

中医学在分析病证的病理机制时，着眼于整体，着眼于局部病变引起的整体性病理反应，把局部病理变化与整体病理反应统一起来。既重视局部发生病变的脏腑经络形体官窍，又不能忽视病变之脏腑经络对其他脏腑经络的影响。

人体是一个内外紧密联系的整体，因而内脏有病，可反映于相应的形体官窍，即所谓"有诸内，必形诸外"（《孟子·告子下》）。在分析形体官窍疾病的病理机制时，应处理好局部与整体的辩证关系。一般地说，局部病变大都是整体生理机能失调在局部的反映。如目的病变，既可能是肝血、肝气的生理功能失调的反映，也可能是五脏精气的功能失常的表现。因而对目病之病理机制，不能单从目之局部去分析，而应从五脏的整体联系去认识。

脏腑之间，在生理上既然是协调统一、密切配合的，在病理上也必然是相互影响的。如肝气的疏泄功能失常时，不仅肝脏本身出现病变，而且常影响到脾气的运化功能而出现脘腹胀满、不思饮食、腹痛腹泻等症，也可影响肺气的宣发肃降而见喘咳，还可影响心神而见烦躁不安或抑郁不乐，影响心血的运行而见胸部疼痛。因此，五脏之中，一脏有病，可影响他脏。在分析某一脏病的病机时，既要考虑到本脏病变对他脏的影响，也要注意到他脏病变对本脏的影响。

由于人体又是形神统一的整体，因而形与神在病理上也是相互影响的。形体的病变，包括精、气、血、津液的病变，可引起神的失常，而精神活动的失常，也损伤形体而出现精、气、血、津液的病变。

诊治上的整体性：

人体的局部与整体是辩证统一的，各脏腑、经络、形体、官窍在生理与病理上是相互联系、相互影响的，因而在诊察疾病时，可通过观察分析形体、官窍、色脉等外在病理表现，推测内在脏腑的病理变化，从而做出正确诊断，为治疗提供可靠依据。如《灵枢·本藏》说："视其外应，以告知其内藏，则知所病矣。"

验舌诊病是一种由外察内的诊病方法。由于舌直接或间接地与五脏六腑相通，因而内在脏腑的机能状态可反映于舌。验舌不但可知脏腑精气的虚实，而且还可推断疾病的轻重缓急和逆顺转归。面部色泽是内在脏腑精气的外荣，故诊察面部色泽可知脏腑精气的盛衰以及病邪之所在。验舌与面部色诊都是中医学整体诊病思想的具体体现。

在疾病的治疗方面，中医学也强调在整体层次上对病变部分进行调节，使之恢复常态。调整阴阳，扶正祛邪，以及"从阴引阳，从阳引阴，以右治左，以左治右""病在上者下取之，病在下者高取之"，都是在整体观念指导下确立的治疗原则。

局部病变常是整体病理变化在局部的反映，故治疗应从整体出发，在探求局部病变与整体病变的内在联系的基础上确立适当的治疗原则和方法。如对口舌生疮的治疗，由于心开窍于舌，心与小肠相表里，口舌生疮多由心与小肠火盛所致，故可用清心火的方法治疗。处方遣药时，酌加利水之品，以让火热随小便而出，心火与小肠火得泻，口舌生疮自愈。再如久泻不愈，若属肾阳虚衰，其病虽发于下，但可以艾灸巅顶之百会穴以调之，督脉阳气得温，肾阳得充，泄泻自愈，即所谓"下病上取"；眩晕欲仆，若为水不涵木，其病虽发于上，但可以针灸足心之涌泉穴以调之，肾水得充，涵养肝阳，眩晕自减，即所谓"上病下取"。

人体是形神统一的整体，形病可引起神病，神病亦可致形病，故中医学强调形神共养以养生防病，形神共调以康复治疗疾病。在养生方面，既要"饮食有节，起居有常，不妄作劳"，并加强身体锻炼以养其形，使形健而神旺，又要"恬淡虚无"，怡畅情志以养神，使神清而形健。在康复治疗疾病时，若因躯体病变引致精神病变时，当以治疗躯体疾病（治形）为先；若为精神的伤害引致躯体疾病，则当先调理精神的失调（治神）。但由于"神乃形之主"，躯体疾病多伴有程度不同的精神损害，而这些精神损害又常阻碍躯体疾病的治疗和康复，故重视调理精神在整个疾病治疗和康复过程中的作用，强调首先"治神"。

气化的自然环境与人的统一性

人类生活在自然界中，自然界存在着人类赖以生存的必要条件。大自然存在的阳光、空气、水、温度、磁场、引力、生物圈等，构成了人类赖以生存、繁衍的最佳环境。同时，自然环境的变化又可直接或间接地影响人体的生命活动。这种人与自然环境息息相关的认识，即是"天人一体"的整体观。

人类是宇宙万物之一，与天地万物有着共同的生成本原。中国古代哲学家认为，宇宙万物是由"道""太极"或"气"产生的。以"气"作为宇宙万物初始本原则的思想，形成了"气一元论"。气分阴阳，以成天地。天地阴阳二气交感，万物化生。如《周易·系辞上》说"天地氤氲，万物化醇"。《素问·宝命全形论》说："天地合气，命之曰人""人以天地之气生，四时之法成"。人体的生命过程，必然受到大自然的约束和影响，而自然环境的各种变化，如寒暑的更替、地域的差异也必然对人体的生理病理产生直接或间接的影响。故《灵枢·邪客》说："人与天地相应也。"

自然界的变化，必然直接或间接影响着人体的生理活动。所以人体内的生理活动与自然环境之间存在着既对立又统一的整体关系。这就是中医学认为"人与天地相应"的观点。

一是昼夜晨昏对人体的影响：昼夜晨昏的变化，对人体生理也有不同影响，而人体也要与之相适应。如《素问·生气通天论》指出："阳气者，一日而主外：平旦人气生，日中而阳气隆，日西而阳气已虚，气门乃闭。"说明人体阳气在白天多趋于表，夜晚多趋于里的现象，也反映了人体阴阳（如体温的升降，精神的兴奋与抑郁等方面）与自然界阴阳之间存在着适应性的自我调节变化。对疾病进行分析也发现：一般病证，大多是白天病情较轻，傍晚加甚，夜间最重。正如《灵枢·顺气一日分为四时》所说的："夫百病者，多以旦慧昼安，夕加夜甚。"这是因为，在一日之中，正气表现出朝始生、午最盛、夕始弱、夜半衰的波动,从而影响到邪正力量的对比,病情也因此呈现出周期性的起伏变化。

二是季节气候对人体的影响:四季气候的更替变化,使人表现出规律性生理适应过程。如:《灵枢·五癃津液别》指出:"天暑衣厚则腠理开,故汗出……天寒则腠理闭,气湿不行,水下留于膀胱,则为溺与气。"《素问·八正神明论》说:"天温日明,则人血淖液而卫气浮,故血易泻,气易行;天寒日阴,则人血凝泣而卫气沉。"这说明人体随春夏秋冬气候的交替变化而出现相应的变化。

三是地区方域环境对人体的影响:由于各个地区都有它各自的自然环境和条件,因此各地区的气候、地理环境和生活习惯等也都存在差异,如南方的气候较热,而多潮湿,故人体的腠理较疏松;北方的气候较寒冷,而多干燥,故人体的腠理较致密。揭示人们生活在特定的地理环境中,久而久之可逐渐在功能方面表现出某些适应性变化。一旦异地而居,环境突然改变,初期多感不太适应,所谓"水土不服",需经过一定时间,通过机体本身的自我调节,才能逐渐地适应环境的变更,有的甚至会因此而患病。

人与天地相应,不是消极的、被动的,而是积极的、主动的。人类不仅能主动地适应自然,更能主动地改造自然,和自然作斗争,从而提高健康水平,减少疾病。

处理背题气化的社会环境与人的统一性

人生活在自然环境中,也生活在复杂的社会环境中;人体的生命活动,不仅受到自然环境变化的影响,也受到社会环境的影响。社会性是人的特征之一,社会环境不同,可造成个人身心功能与体质的差异。一般来说,良好的社会环境,有力的社会支持,融洽的人际关系,可使人精神振奋,勇于进取,有利于身心健康;而不利的社会环境,可使人精神压抑,或紧张、恐惧,从而影响身心健康。政治、经济、文化、宗教、法律、婚姻、人际关系等社会因素,都影响人体的各种生理、心理活动和病理变化,人体必须进行自我调节,与之相适应,才能维持生命活动的稳定、有序、平衡和协调,这就是人与社会环境的统一性。

人生活在纷纭复杂的社会环境中，其生命活动必然受到社会环境的影响。人与社会环境是统一的，相互联系的。

人不单是生物个体，而且是社会中的一员，具备社会属性。人体的生命活动，不仅受到自然环境变化的影响，而且受到社会环境变化的制约。政治、经济、文化、宗教、法律、婚姻、人际关系等社会因素，必然通过与人的信息交换影响着人的各种生理、心理活动和病理变化，而人也在认识世界和改造世界的交流中，维持着生命活动的稳定、有序、平衡、协调，此即人与社会环境的统一性。

一是社会环境对人体生理的影响：社会环境不同，造就了个人的身心机能与体质的差异。这是因为社会的变迁，会给人们的生活条件、生产方式、思想意识和精神状态带来相应的变化，从而影响人的身心机能的改变。金元时期的李杲曾指出处于战乱时期的人民，身心健康受到严重损害："向者壬辰改元，京师戒严，迨三月下旬，受敌者凡半月。解围之后，都人之有不病者，万无一二；既病而死者，继踵不绝"。《内外伤辨惑论·论阴证阳证》

政治经济地位的高低，对人的身心机能有重要影响。政治经济地位过高，易使人骄傲、霸道、目空一切，如《灵枢·师传》指出养尊处优的"王公大人，血食之君，骄恣纵欲，轻人"。政治经济地位低下，容易使人产生自卑心理和颓丧情绪，从而影响人体脏腑的机能和气血的流通。政治经济地位的不同，又可影响个体体质的形成。如明李中梓指出："大抵富贵之人多劳心，贫贱之人多劳力；富贵者膏粱自奉，贫贱者藜藿苟充；富贵者典房广厦，贫贱者陋巷茅茨；劳力则中虚而筋柔骨脆，劳力则中实而骨劲筋强；膏粱自奉者脏腑恒娇，藜藿苟充者脏腑坚固；典房广厦者玄府疏而六淫易客，茅茨陋巷者腠理密而外邪难干。"（《医宗必读·富贵贫贱治病有别论》）因此，由于个人所处的环境不同，政治经济地位不同，因而在身心机能和体质特点上有一定差异。

二是社会环境对人体病理的影响：社会环境常有变更，人的社会地位、经济条件也随之而变。剧烈、骤然变化的社会环境，对人体脏腑经络的生理机能有较大的影响，从而损害人的身心健康。《素问·疏五过论》指出："尝贵后贱"可致"脱营"病，"尝富后贫"可致"失精"病，并解释说："故贵脱势，虽不中邪，精神内伤，身必败亡；始富后贫，虽不伤邪，皮焦筋屈，痿为挛。"这说明社会地位及经济状况的剧烈变化，常可导致人的精神活动的不稳定，从而影响人体脏腑精气的机能而致某些身心疾病的发生。不利的社会环境，如家庭纠纷、邻里不和、亲人亡故、同事之间或上下级之间的关系紧张等，可破坏人体原有的生理和心理的协调和稳定，不仅易引发某些身心疾病，而且常使某些原发疾病如冠心病、高血压病、糖尿病、肿瘤的病情加重或恶化，甚至死亡。故《素问·玉机真藏论》说："忧恐悲喜怒，令不得以其次，故令人有大病矣。"

三是社会环境与疾病防治的关系：由于社会环境的改变主要通过影响人体的精神活动而对人体的生理机能和病理变化产生影响，因而预防和治疗疾病时，必须充分考虑社会因素对人体身心机能的影响，尽量避免不利的社会因素对人的精神刺激，创造有利的社会环境，获得有力的社会支持，并通过精神调摄提高对社会环境的适应能力，以维持身心健康，预防疾病的发生，并促进疾病向好的方面转化。

综上所述，中医学不仅认为人体本身是一个有机整体，而且认为人与自然、社会也是一个统一体。它以人为中心，以自然环境与社会环境为背景，用同源性和联系性思维对生命、健康、疾病等重大医学问题做了广泛的讨论，阐述了人与自然、人与社会、精神与形体以及形体内部的整体性联系，认为人体自身的结构与机能的统一、"形与神俱"以及人与自然、社会环境相适应是其健康的保证，而这种人体自身的稳态及其与自然、社会环境协调的被破坏则标志着疾病的发生。

因此，中医学在讨论生命、健康、疾病等重大医学问题时，不仅着眼于人体自身，而且重视自然环境和社会环境对人体的各种影响。在防治疾病的过程中，要求医者"上知天文，下知地理，中知人事"（《素问·著至教论》），既要顺应自然法则，因时因地制宜，又要注意调整病人因社会因素导致的精神情志和生理功能的异常，提高其适应社会的能力。

若以整体观念与现代医学模式相比较，可见中医学早就从宏观上勾画出了现代医学模式的全部构架，并且给这一现代模式增添了新的内容——天人一体现。

人对自然环境、社会环境的适应能力是有限的，而人与人之间也存在着较大的差异。一旦自然环境、社会环境的变化过于剧烈，或由于个体本身适应及调节能力偏弱，不能对自然环境、社会环境的变化做出相应的调整，就会发生某种疾病。所以因时、因地、因人制宜，是中医治疗学上的重要原则。

三、中医养生治病的核心和本质就是调关系

万病起于结，结是身心灵失衡的体现

我们吃多了上火的东西，可能肠内就会滞堵，排不出去，这是最直观的结，不过，这种有形的结，很容易消除掉。

我们的血液如果太浓，再加上气压不足，血脂就可能沾在血管壁上，越堆越多形成结，从而使血管内壁越来越小，进一步阻塞血液的通行。

人的情感、情绪和情智等的非正常运行，都会产生结，都会在对应部位产生病结。结是心智、情绪走过的痕迹的形式存在。

正是这些结，才成为万病的根源。

最低的结——身体细胞结；

中间的结——心理结，如七情致结；

最高的结——心灵的结，如信仰致结。

这三个层次的结，在治疗上是有难易度的。

肉体的结，最容易治疗；

心理的结，较难治好；

心灵的结，最难解开！

当人体与自然变化不协调，或者在情感、情绪上受到强烈刺激，又没有及时疏导、调整、释放的话，病气就会在人体内聚集，久而久之，就会形成各种现代医学仪器检测不到的"气结"。

我们每个人身上都会有许多大小不同、硬度不同、形态各异的气结、血结、痰结、废物结，等等。这些结就像"隐形杀手"一样潜藏在人体内，当条件俱足、病气聚集到一定程度时，杀手就会现形，从未病转变成已病。

现在我们知道，心灵的虚结和心理的虚结发展到一定程度后，就会在肉体对应部位形成有形的实结。

首先，从何处开始入侵肉体？

在实体器官的边缘处开始结实，在人体的"城乡结合部"开始扎根、聚积、结果。当边缘地方的实结成长到一定程度后便直接向有形实体器官内部渗透，从而破坏器官的组织功能。

心灵结和心理结当然并非在身体上乱结，而是有对应的具体部位。

七情伤五脏六腑，六淫伤五脏六腑，都是有对应的。心灵结、心理结和肉体结在最初并不会使人生病，只有当虚结转化成实结，当实结发展到一定程度后才会导致病变。尤其是肉体实结在外伤六淫、饮食、劳顿等恶劣的条件下，才有可能立即病变，转化成疾病。

很多人会突然得病，总认为病是突然来的，其实不然，所有的病都是潜伏在你身体里很久了，只是那些潜伏的各种结，如气结、痰结、湿结、寒结、炎结等，还没有发展到质变阶段，还不能突变，故没有直接在体内"揭竿造反"。

所有的结病都源于偏好供排失调

人都是父母爱情偏好的选择结果，生男生女，由男女交合前各自的生理个性决定，而生理个性是由男女各自的生活饮食劳作习惯而决定，是由各自的情绪、情感、智力偏好所决定。

因此，仅从基因角度来说，我们每个人都是偏好的产物。这种偏好会随着每个人的成长成熟而定型，从而决定了每个人的个性、能力及生老病死。

我研究中医治病八十年，认为得病有许多原因，但最根本的原因只有一个，那就是"偏好失调"。

为什么这么说，且听我进一步解释。

人有三种偏好和三个层次的偏好：

最低级的偏好——肉体物质偏好；

中间的偏好——心理社会偏好；

最高级的偏好——心灵宇宙偏好。

先说肉体病的原因：

肉体生命的构成偏好是：蛋白质、脂肪、糖类、维生素、矿物质、水等主要要素。我们都知道宇宙间的物质存在形式何止以上七种。那么，肉体生命为什么只偏好这七种物质存在呢？这还得从宇宙阴阳偏好性进化说起。生命是在宇宙进化出蛋白质后才开始质变的，才进化出细胞的。从单细胞进化到多细胞、器官、系统，人要经历多少进化偏好性选择，目前谁也不知道。但有一点基本肯定，人，目前肉体的人，大致是由以上七大物质构成的。

人作为一台机器，作为一台自我更新的代谢机器，他的构成便是他的需求。

也就是说，肉体人最需要的是蛋白质、脂类、糖类、维生素、矿物质和水等，而不是其他别的东西。

通常，我们把肉体生命的偏好需求称之为营养素，宇宙中其他存在物为毒素。

那么，我们现在就能理解人生病的原因了，就能理解机械出故障的原因了。

人生病只有两个原因：

一是，缺营养；

二是，多毒素。

人老死的原因也只有两个：

一是，机能老化；

二是，关键机能零部件受损。

现在我们十分清楚，要想健康长寿，就要多吃肉、蛋、奶、谷物、蔬菜、水果、水等食物，否则，人体这台机器就会因缺营养而生病。

当然，所吃入的肉、蛋、奶、谷物等并非都是高纯度的营养素，而是含有许多杂质的食物，有些甚至还含有微量的毒素，因此，肉体作为一台机器，除了吸收营养之外，还要有自主排毒功能，还要能及时将体内消化后产生的废物、毒素等排出去，否则，供排失调，造成体内瘀堵，就会出大毛病。

因此，可以说关于肉体的病，绝大多数都是吃出来的，都是排泄系统出了故障造成的。

在供和排上谁占主要位置，谁更重要？当然是供营养最重要。排不畅，也是因为动力不足，也是供出了问题。因此，说来说去，人生病最重要的是改善供的能力，是扶阳。供足了，身体动力便足，经络自然通畅，气血一足，五脏六腑的运转自然正常。中医养生治病的未来前景在中医营养学，在吃和喝。我经常讲只有学会"吃喝玩乐"，才能健康长寿。

人体作为一台自组织机器，本身的修复力、自愈力是非常强的。一个人因为缺营养而生病，当然也可能因为补足所缺的营养而自愈。

前几年有人写了本书叫《把吃出来的病吃回去》，此书名的观点我认为是有道理的。当然书中有些内容不妥，不值得深看。

人有三大偏好，于是产生三个不同层次的疾病和结

前文讲过，人不只是肉体人，人还有心理人、心灵人。人是身、心、灵的统一体。中医对人的三大偏好有详细思考：

一是肉体偏好，供排失调则生病；

二是心理偏好，供排失调则生病；

三是心灵偏好，供排失调则生病。

人与天要合一，怎么合一？目前看来在物质上是采取偏好合一，

是选择性认同。说白了，人在物质上的合一是进化十分缓慢的。几万年前，动物也并不是什么草、树叶都吃，它们也是有选择性地吃。今天的人类，也并不是什么都吃，也是在进行选择性地吃。虽然吃的品种越来越多，吃的范围越来越大，但依然只是局部实现了天人合一，而没有实现整体的天人合一。

因此，对肉体来说，有毒的或无毒无用的物质还大量存在，就不可能实现真正的天人合一，除非人的基因彻底改进。

我们再来看看人的第二个进化阶段——心理偏好。人由自然人进化成了能合作分工的社会人，人有了文化、思想，有了社会情感，有了尊严需求，形成了团队、社会、国家、民族的交往习惯偏好。社会人需要认同、理解、欣赏、合作等，如果一个人在社会群体中得不到他想得到的偏好，那他就会反射到他的肉体上，就会生出疾病来。

对许多开奔驰的人来说，他要的并不是速度，而是路人的注目礼，这就是心理需求之一。

中医讲七情致病，这显然是对的，而且，中医讲七情分别对应身体不同部位，人产生什么情绪、思想，就会在对应部分生产出"结"来，结一多就是病灶，癌症就是这样生出来的。

当今社会，心理错位、失衡现象严重，每天网上几乎都有跳楼的、杀人的、强奸的等等，这都是心理营养和毒素供排失调的结果。

心理生病的两大原因：

一是，心理营养素欠缺——供不足；

二是，心理瘀毒多余——排不出。

心理致病主要是缺乏关爱和排不出毒素。这个世界物质极为丰富，真正缺的是关心和快乐，没有关心哪有快乐幸福？

依此类推，还有一种最为严重的疾病，那就是心灵病，又叫灵魂病。灵魂病是宇宙精神缺失病，是不能实现天人合一，具体来说也是由两种原因导致。

一是，缺精神营养素，如正信、大爱；

二是，多精神垃圾，如迷信、狂妄。

灵魂病的关键是心出了毛病。这种毛病十分可怕，它会直接左右心理，会间接影响肉体。

心灵——决定心理健康与否；

心理——决定肉体健康与否。

因此，中医治病如果不能从整体三个层次上搞清得病的原因，那是不可能治好病的，更不可能成为大家。

中医系统地揭示了人为什么会生病

《内经》总结了三种致病因素：

天地干扰，自然界六淫致病——不通；

社会干扰，人际中七情致病——不通；

身体干扰，体质内紊乱致病——不通。

几乎每个人都生过病，但人为什么会生病呢？您有没有想过这个问题？找到答案了没？

为什么会生病？这个问题看上去很傻，好像只有医生才需要深究。这是将我们的生命交给医生，自己则对生命不负任何责任，于是许多人一旦步入中年，百病缠身。按常理，医生们应该妙手回春。只要搞清了生病的机理，对症下药，没有治不了的病。只可惜，医生，尤其是现在的医生，很多时候并没有搞清楚为什么生病的问题，于是乎种种疑难杂症纷至沓来，医院人满为患，多少家庭为此倾家荡产。每次去医院，不免感慨万千。可以说，搞清楚这个问题，事关每个人的人生、家庭幸福。正如俗语说的，"没什么不能没钱，有什么不能有病"。

学习传统文化之前，囿于西医之见，认为生病是因为细菌的入侵。这是一种简单的机械论，要用药杀死细菌，这种认识只能医治一部分病，有一些则是乱吃药，或是只能缓解病情，还有一些则被宣布为不治之症。

接触中医之后，又进了一步。中医从系统去考察生病的原因，根本上说是阴阳失调，"一阴一阳之谓道，偏阴偏阳之谓疾"。阴阳平和，百病不生。具体的根源有：饮食不节，暴食暴饮，君不见有街市处皆酒楼，胃不撑坏不停筷，"人生得意须尽欢，莫使金樽空对月"。劳逸失调，麻将、电游通宵打，积劳成疾。再加上外感六淫，自然界风、寒、暑、湿、燥、火，内伤七情，喜、怒、悲、思、忧、恐、惊。喜伤心，怒伤肝，悲伤肺，思伤脾，恐伤肾。找准了这些根源，开出药方，饮食有时，劳逸有度。再加以汤药调和，或修身养性，如琴书怡情，或导引强身，如太极、形意，无不中的。然而，还是有很多疑难疾病，药石难及，看来，更深、更广的根源还没找到。

学习道家传统性命学说后，我才知道，中医说的阴阳还是局限于后天，没有涉及先天，因而难起沉疴。人体由性命组成，性就是精神（心），命就是肉体（身）。精神为阴，肉体为阳。更深刻的健康之道，除了保持肉体的阴阳平衡，更要保持精神与肉体的身心平衡。这才是更高层次的"一阴一阳谓之道，偏阴偏阳谓之疾"。

从这个理论出发，我们就很清楚地看到，病有两种：一为身病，一为心病。心病并不仅是精神失常、抑郁症之类的，更多的根源是日常行为思想出了毛病，贪婪、嗔恨、痴迷无所不在，爱财爱色爱虚荣，无所不用其极。身病也不仅仅是风寒暑湿燥火等客观原因，更有思想出轨、恶习、恶念层出不穷之深层的心病原因。找不到根源，用尽良药也枉然。佛经上说，身有三疾……为患轻微。心有三疾，贪嗔痴为患深重，唯佛良医，能为制药。

中医治病的方法——供+调+排

如果仅从中医讲的气入手去对身体进行望、闻、问、切以及八纲辨证等，是很难全面理解中医治病八法的——汗、和、下、吐、温、清、消、补。

中医八法实际上是八术，并不能称之为八种方法，中医八法是从千百种经验医术中提炼出来的，但我认为仍然没有表达出本质和规律性的真理来，经验并不等于真理。

我认为八法可以进一步归纳为三法：

中医养生治病方法=供+调+排。

供=向身心灵提供偏好性营养素；

调=将输入的营养素分布均匀；

排=将废物、垃圾、毒素清除出去。

三者缺一不可，供是前提，没有向身心灵提供充足的营养素，就谈不上调匀和排毒等后两个环节。

我从医八十年，遇到过无数奇怪的病，有时，根本从古方中找不到有效的方法，我只好从我自己悟出的营养中医学中找答案，许多病居然都治好了。

我懂得了生命医学，为了给病人治疗，经千百次调试、修正，我推出了一款——三通养生茶，这种茶分为甲型和乙型两个型剂，专门为虚实两种不同体质的人提供营养素和排泄力，以便打通经络、气血和脏腑，从而达到祛病养生的目的。

三通养生茶是我悟透了中医整体治病养生的秘诀后提炼出来的内部制剂，常规病我很少用，一般只有出现特殊病号后我才用之，用后的人大都叫好。

下面我们再来看看中医养生治病的方法总结：

健康的表现形式——通；

健康的关键要素——供；

健康的重要手段——调；

健康的最后环节——排。

供什么？这里再强调一下。你窗户的玻璃被狂风吹掉了，当然不能用一块木板去补上，而是要找一块更结实的优质的玻璃去补上。

人生病也一样，人缺某种营养甲，我们当然不能用营养乙去替代，否则，那是添堵、添垃圾、添新毒。正确的方法是缺什么补什么，缺多少补多少，何时缺何时补。供有三要：

一要，供对缺什么；

二要，供足缺多少；

三要，供得及时点。

目前中医治病主要是用药物，并辅之以食疗。

那么，中药是什么？

中药在本质上是比食物有更高纯度的营养素、排毒素和调和素。药对路后便能立竿见影，向病身提供供、调、排三种能力，就能恢复健康。中医师要记住：药是高纯度的营养剂、调匀剂和排瘀剂。当然，有些病并非都有相对应的药材，因此，食物治疗是最普及的方法了。

由此可见，市场上的许多营养品也是可以用来治病养生的。

最后重提一下，人为什么生病？

原因一，身心灵缺营养；

原因二，身心灵营养足而不均匀；

原因三，身心灵毒素未排出。

尽量开启生命强大的自愈力

很多动物受伤了是没有医院进的，只能靠自己身体内的自愈力自我修复。壁虎的尾巴断了后，没几天它自己又长出一条全新的尾巴来了。人不小心切菜时把手指划了一条口，包扎一下后不到十天就基本上自我修复了。每个人一生中，身上都会多少受些伤，但要不了多久便会自动修复。

除了身体有强大的修复力之外，心里、心灵也有强大的自愈力。

如今天你被老师批评了几句，心里很不爽，但过了不到一个小时，你听了几个笑话后便将批评忘到九霄云外去了。这就是心理的自愈力之一——转移自愈法。

其实，我们每个人身上都有十分强大的自愈力，人体自有大药，许多病都可以用供排调的方法进行自我修复。

面对疾病，我们不要有病乱投医，要认真倾听身体的声音，因为我们的身体有着很高的智慧，自身就是一个很好的医生，具有一种功能强大的自愈系统。一些疾病在自愈力的掌控之下完全可以消除。反倒是一些人为的介入打破了身体这种与生俱来的平衡、削弱了自愈系统的能量。所以，并不是所有的疾病都要求助于医生和药片来解决。如果我们能够听从身体自愈力的召唤，尊重人体自由的规律，我们身体的保健和养生，一定能事半功倍。

中医认为，人之所以头脑清醒，是因为清气上升，浊气下降。清气上升，人的头脑、耳目等都得到滋养，耳才会清，可辨声音、语言；目才会明，可以看近远、辨颜色；头脑清楚可分析是非。浊气下降才有大小便的排泄。如果清气不升，浊气不降，就会产生头痛、头晕。百会穴能使清气上升、浊气下降，治愈头痛、头晕，这叫作升提阳气。

有意思的是，百会穴不仅能治疗低血压，还可以治疗高血压。低的它可以升，高的它可以降，这种人体穴位奇特的双向功能，向我们展示了生命的自我调整能力。所以《玉龙赋》中说"卒暴中风，顶门百会"，即用顶门穴和百会穴来治疗中风病。下面是两个病例：

有一朱姓女病人，曾患过梅尼埃综合征，说自己坐起来或开摩托车时都不会头晕，躺着反觉头晕。我认为这也是清阳不升之故，就给她针刺百会和前顶两穴。刺进后得气（即手感沉紧，病人自觉头顶上有胀麻感），让她躺下，就不觉得头晕了。

又一近50岁的男性病人，诉说自己饮酒多天，肛门口突发疼痛，大便通而软，但矢气（屁）不通了。此病例亦很有意思，大便是固态性的，可以通出去，而矢气是气态性的却不能通。我给他刺百会穴一针，捻转得气后问他，说："不痛了。"三天后，痛重新发作，他去医院检查，说是患了肛瘘，要马上做手术。但病人怕痛，不愿做。他妻子向做医生的朋友咨询，朋友认为不是瘘管。因为，肛门口从来都很干燥，没有任何液体流出。到底是他的朋友对或是诊断的医生对？后来，他以炎症论治，用抗生素输液四五次痊愈了。我认为他如果发痛再来针刺百会穴，也同样会痊愈的。因为这次的痛势已经减轻，说明在好转。如果再针刺一两次，必定痊愈。现在许多人都只相信药物，而不相信自己生命的自愈能力。

药、补品、食物都只是营养素的不同表现

药是高纯度的供、调、排佳品，是打通身心灵的最佳产品。

药有三种，身药+心药+灵药。

我们对身药很了解，但对心药和灵药并不十分了解。

心病还需心药医。杯弓蛇影就是用心药治好的经典案例。

补品，我们最熟悉，最易想到的是人参、蜂胶、冬虫夏草、灵芝、鹿茸等，人造补品最易想到的是脑白金。

就拿人参来说，人参的功效与作用：

性平、味甘、微苦，微温。归脾、肺经。功效：大补元气，复脉固脱，补脾益肺，生津止渴，安神益智。主治：劳伤虚损、食少、倦怠、反胃吐食、大便滑泄、虚咳喘促、自汗暴脱、惊悸、健忘、眩晕头痛、阳痿、尿频、消渴、妇女崩漏、小儿慢惊及久虚不复，一切气血津液不足之证。

人参的营养价值：人参自古以来拥有"百草之王"的美誉，更被东方医学界誉为"滋阴补生，扶正固本"之极品。人参含多种皂苷和多糖类成分，人参的浸出液可被皮肤缓慢吸收，对皮肤没有任何的不良刺激，能扩张皮肤毛细血管，促进皮肤血液循环，增加皮肤营养，调节皮肤的水油平衡，防止皮肤脱水、硬化、起皱，长期坚持使用含人参的产品，能增强皮肤弹性，使细胞获得新生。同时，人参活性物质还具有抑制黑色素的还原性能，使皮肤洁白光滑。它的美容效用数不胜数，是护肤美容的极品。人参加在洗发剂中能使头部的毛细血管扩张，可增加头发的营养，提高头发的韧性，减少脱发、断发，对损伤的头发具有保护作用。

人参内服，不仅能强身，还会起到抗老及护肤美容的作用。将人参直接浸入50%的甘油，每日用甘油搓脸，或将人参煎成浓汁，每日往洗脸水里倒一点，能让皮肤相当滋润。

补品提供的是高纯度的较单一的营养素。补品与药的区别——在营养素上，药大都是复方的，而补品大都是单一的，药有可能提供的排泄功能，而补品大都提供的是营养素。

对于补药，最关键的是应该怎么吃？

许多人是被补死的，只是因为他的无知、恶习而已。补的前提是要搞清身心灵真正欠缺的是什么。只有欠缺的才需要外补，如果补错位了，就有可能恶化内循环系统，造成更大的瘀堵，生出更大的毛病。因此，吃补药不可不慎重。

最后讲食补。

食补就是通过调整平常饮食种类和进食方法等，以求维护健康或治疗疾病的一种进食方法。

《黄帝内经》说"寒者热之，热者寒之"。中医认为，凡是能够治疗热症的药物，大多属于寒或凉性；反之，能够治疗寒症的药物，大多是温性或热性。

同样的道理，凡是热性或温性的饮食物，适宜寒症或阳气不足之人服用；凡性寒或凉性食品，只适宜热症或阳气旺盛者服用。推理可知：寒症的人或阳气不足者，忌吃寒凉性食品；热症或阴虚之人，忌吃温热性食品。

寒与凉，温与热，是区别其程度的差异，温次于热，凉次于寒。温热性的食品多具有温补散寒壮阳的作用，寒凉性的食品一般具有清热泻火、滋阴生津的功效。另外，比较中性的食品，中医称为平性，是指性质比较平和的饮食物，不热不凉。

食物有热性，有凉性，有平性。每个人的体质不一样，有的爱上火，当然应该多吃凉性的，爱怕冷的阳虚的人当然应该多吃热性的，至于平性的，就是什么人都可以吃的，了解点这方面的常识对自己、对家人都是有好处的。

死亡的来临对芸芸众生的警示

每个人的肉身，每天都在死亡，只是我们觉察不到，只有大病在床，医生判了死亡通知单后，我们才会突然感悟，人生太短暂，太没意思，太不给情面，许多人劳累一生、争名夺利一生，大悲大喜一生，贪嗔痴一生，到最后才大梦初醒，悔恨不已，感慨万千，但都为时已晚，因为人生没有办法重来。

忽然一声锣鼓响，不知何处是他乡。生命因为偶然来到世间，却因为必然而离开。那么，死对于活着的人有什么积极意义呢？

我认为有如下几点积极意义：

一是应珍惜有限的肉身。

今天，每个人在基因里大都能活一百岁左右，但由于我们年轻时生命力旺盛，每天都加班加点，都胡吃海喝，都贪色贪名利，根本不惜用青春换那些颠倒梦想，透支耗尽皮下的脂肪，用无知、狂妄来伤害我们有限肉身的精气神。

一次一点点，一次一点点，如温水煮青蛙一般在不知不觉中走向了死亡。

为了保护好有期限的肉身、有使用寿命的肉身，我们应当多看看肉身这台机器的使用说明书，多读读身体保养的医学常识。

二是应珍惜与他人共生的情感。

人因爱而生，因爱而活着，离开了关心、理解、欣赏、帮助、爱，我根本找不出人活在社会上的意义。

与父母是缘，此缘很快会断，你不应当及时珍惜吗？工作、事业可以等，唯有孝敬父母不可等。

与兄弟姐妹是缘，此缘很快会断，你不应该及时珍惜吗？

与夫妻是缘，百年修得同船渡，千年修得共缠绵，你不应该及时珍惜吗？

与子女是缘，是他们给了我成熟的机会，是他们使我认识到责任、承担、奉献，我不应该及时呵护吗？

与同学、同事、上下级是缘，是他们使我看到合作的美妙，旅途的欢乐，我不应该及时珍惜吗？

三是应珍惜提升自我灵魂的机会。

上帝是公平的，他给了我们每个人一个相同的肉身，都有五脏六腑，同时给了每个人不同的灵魂。

肉身重要，情爱重要，但都没有修炼和提升自我的灵魂重要。

肉身有成、住、坏、空，有生老病死，它短短几十年存在之后，就会化为一抔黄土，在人间消失得无影无踪。

肉身有限存在的目的和意义就是想托起高贵的灵魂，就是想为进化的宇宙精神做那么一点点事——灵魂一代比一代进化一点点。

死的是肉身，不死的是灵魂。每个人来到这个世界，就是为了灵魂提升一点点，正是因为几十万年的人类传承，才有了今天的智慧人，才展现了宇宙大爱的进化精神。

生命转瞬即逝，珍惜吧！

如何才能使生命保持健康长寿

对于生命的健康长寿来说，绝大多数人的努力都是负努力，都是在自杀。为什么这么说？因为《黄帝内经》早就说了：法于阴阳，和于术数，食饮有节，起居有常，不妄劳作，故能形与神俱，而尽终其天年，度百岁乃去。

这里共讲了长寿的五个要素，这五个要素可进一步提炼成三大模块，三个方面：

第一个层面，肉体保养——身——人；

第二个层面，心理保养——心——地；

第三个层面，心灵保养——灵——天。

身体层面=吃得好+睡得好+拉得好；

心理层面=不悔+不烦+不忧；

心灵层面=静心+正心+和心。

今天的智力人，本来可以活120岁甚至更多，但由于贪吃、贪酒、贪色，以致精气耗尽，真元匮乏，只图一时痛快，违背养生之道，故而大大减少了应活的寿命。

从心理层面来说，七情紊乱是减寿的重要因素，怒则气上，喜则气缓，惊则气乱，思则气结，悲则气消，忧则气郁，恐则气下。

百病生于气，气动则心摇，气乱则人病，气绝则人亡。

如果七情减寿不方便大众记忆，那我还总结了三招保命延寿的技术：

对过去，不后悔；

对现在，不烦恼；

对未来，不恐惧。

一个人在心理上只有做到了这三点，他才能保命延寿。

心灵层面的保命延寿，绝大多数人终其一生都未能顾及。为什么？因为人有两把沉重的枷锁，第一把是肉身，第二把是社会名利。老子说，我的一切担忧，都是因为我有肉身，我如果没有肉身，便没有任何可担忧的。

名和利是作为社会人共同追求的，许多人都从一般追求变成了贪婪追求，都沉迷在万丈红尘中不能自拔，不想回头。古代智者对解决这两个问题提出了许多独特的建议，关键是修心。

儒家，提出了正心；

道家，提出了静心；

佛家，提出了和心。

心为什么要正？

因为儒家讲入世，讲人与人打交道，在人与人打交道中最重要的是什么？当然是不欺心，不把别人当傻子。那要怎样做呢？只有把心摆正。

心为什么要静？

道家更关注自己的肉身。肉身中有三套指挥系统，第一套是自主神经系统，是从父母基因中带来的，也是有史以来人类智慧的打包传递。而这套自带系统是不需要向后天学习的社会智力指手画脚的。后天智不仅帮不了先天智，有可能还在帮倒忙。为了有效恢复先天智，我们的后天智最好保持安静，保持天为。

《黄帝内经》说"神太用则劳，静以养之""静为养生之本""静则神藏，躁则消亡"。《道德经》也说，"归根曰静，以静制动"。

心为什么和？

佛家讲活在当下，怎么活在当下？当然是与当下保持一致，保持和谐、和平、谦和。佛家明心见性，见性成佛。那么，佛见的是什么呢？空性，色即是空，空即是色。若见诸相非相，即见如来。不执于名、相、性，无可无不可。

现在我们知道影响寿命长短的三大因素，那么，这三大因素是不是平级的，同等重要呢？《内经》认为不是，心灵修炼是摆在第一位的，其次才是心理因素，最后才是肉体因素。

为什么这么说？因为是心灵主宰心理，心理主宰肉身，故一个人要想把握好保命延寿的三个方面，那就得有主次有重点，先抓根本矛盾，才能真正地保命延寿。

一个人是否能保命延寿，不是由辩证法决定的，也不是由因果决定的，而是由人生境界决定的。许多中医师都只强调"法于阴阳"，只强调阴阳调和，而忽略了《黄帝内经》中特别强调的保命延寿的认识境界。

《内经》中对保命延寿有四种不同层次的境界。

最高境界，真人——与道同生；

次高境界，至人——通达于道；

较高境界，圣人——顺从于道；

较低境界，贤人——符合于道。

无论哪层境界的人，都懂得开源节流。开精气神积累之源，节浪费精气神之流。

中医治病应从治肉体物质病转向治关系病

中医无数经典都十分重视对关系的调整来治理百病。下面我们集中研究一下《黄帝内经》中通过调整关系理顺关系来治病养生长寿的论述。

《黄帝内经·上古天真论》说：人要想活百岁，就要懂得按照天地间阴阳变化的规律来生活、工作和做人，来调整自己身体的阴阳变化。

《黄帝内经·四气调神大论》指出：人的健康长寿应顺应自然变化的规律，按春、夏、秋、冬的特征来展示养生之道，要懂得春生、夏长、秋收和冬藏的变化规律，人的养生也要以这一规律为依据。顺之者昌，逆之者亡。我们平时若经常违逆四时阴阳变化的规律，致使体内阴阳之气紊乱，紊乱一出，就会破坏基因的正常程序，生出百病。

《黄帝内经·生气通天论》说：人与自然界是相通的，通则健康，不通则痛，百病丛生。依此类推，人与他人、与社会也应是相通的，若不通则情智逆行，身体会被七情所伤。

《黄帝内经·阴阳应象大论》指出：阴阳的相互作用是自然界的一般规律，因此无论是对疾病的治疗还是养生，都应以调和阴阳的关系和谐进化平衡为原则。

只要一篇篇解读下去，就会明确一部《黄帝内经》就是从关系进化的角度来谈论养生治病的。具体谈了肉体内部的关系、身心关系和人与他人、自然万物、四季的关系。关系和谐，进化平衡，则健康长寿，关系紊乱，则百病丛生。

任何一个中医治病，如果不能从协调关系入手，不去摸清关系为什么紊乱的原因，那是根本治不好病的。

这里有一点要讲清楚，传统中医里有许多大师过多地强调阴阳的进化平衡，过分强调物质的机械运动，过分强调能量的增减，而严重忽略了非物质性的"关系疾病"，因此，不能从根本上解决疾病。

人的全部疾病都是关系紊乱病，主要表现如下：

肉体病，是肉体内部关系紊乱而生；

心理病，是人与外界关系紊乱而导致身心关系恶化所生；

心灵病，是人与天地宇宙精神相背所生。

说来说去，一切疾病追根溯源都是关系紊乱所致。

因此，养生治病，我认为必须从追问关系紊乱的原因着手，才是正道，从其他途径入手都是歪门邪道，难以抓住病根，不仅治不好病，甚至还会耽误治病时机，使病情恶化。

近现代中医治病，主要是开发和丰富了辨证施治方法，对《黄帝内经》等古代中医哲学中的因果要素关系和层次关系治病的方法还开发得不够，还有很大的局限性。其实中医只要上升到关系哲学，便能适应当今互联网时代，便能开发出无限的潜能。

我非常看好中医的未来，我坚信中医将在20年后成为全球医学的主流。

我要提醒中医专家和中医爱好者：中医绝对不是一门老古董，中医是一门最开放、最现代、最具活力的低成本高效率永恒医学。

几年前有一位患者从北京打来电话，说是被西医判了死刑，要找我来看看，我说来吧！给他检查后我说："给你缓刑三年。"他开始吃我给他开的中药，三年后检查，症状完全消失，我嘱咐他再吃点药巩固巩固。

死刑、死缓、起死回生，为什么会这样？因为中医在很多地方远胜于西医，有效就是硬道理，你不相信不行。你说它不科学是经验主义，你说什么都好，但它能够治好病。

我认为中医存在的最大问题是理论体系的整体构架问题，中医绝不能教具体的术，而应将清晰的中医的整个体系教给学生，要授之以渔，而非授之以鱼！

我认为中医最能让大众听得懂的养生治病原理是：

中医养生治病原理=苦+堵+通。

广大中医后学者爱好者只有从这个公式出发，再去理解经络、气血受阻、阴阳失衡、七情所伤、六淫致病、八法治病等无数中医概念。否则，就很难对中医有整体把握，很难对养生和治病有独特效果。

这些年我一直在思考这个问题，许多西医的学者、专家经常说我仅凭"疗效"是不能支撑中医的，我知道他们说的是对的，中医单纯强调"疗效"是舍本逐末，中医的出路是中医的科学性的整体发掘与展示。我虽然已近百岁，余时不多，但我一直都在思考这个问题，并不时记上几笔。

中医养生治病在层次上要抓住的几个问题

一是抓住灵魂问题。

每个生命体都大致可分为身心灵三个层次，身体层次是最低级的，心理层次是中间的，灵魂层次是最高级的。

根据层次法则可知，高一级的层次可以主导和管理相对低一级的存在形态，即：

心灵——主宰——心理；

心理——主宰——肉体。

如心是人身的最高主宰，《内经》以君主之官称之，它主宰一切，故有"主不明则十二官危"之说，有"得神者昌，失神者亡"。

因此，我们讲养生治病，肯定要抓重点抓主要矛盾，要像打鱼的渔网一样提纲挈领，方能高效解决问题。

许多肉体生病，都是因为心理生了病而导致的；心理生了病都是因为精神出了问题，灵魂出了问题。如果说养生治病只就病医病，就不可能彻底解决问题。

这正如小孩的问题是出在父母、老师身上一样，而父母老师的问题却又是出在国家教育目标定位上一样，如果教育定位错了，那么小孩的教育肯定要出大问题。

很多肉体的病，只要调整心态、心情、情绪、视角，慢慢就能自愈了，而不一定要对肉体打针吃药。依此类推，许多心理病也只要调整灵魂就够了。

二是要把握宇宙节奏和频率。

节奏有三个层次：

一是，肉体生命的生物性节奏和频率；

二是，社会文化活动性的节奏和频率；

三是，宇宙自然生态的节奏和频率。

在这三个层次的节奏和频率中，肉体一定要服从社会人文的节奏和频率，社会人文的节奏和频率一定要服从宇宙生态的节奏和频率，如果个体生命的节奏和频率过快或过慢，就会得出不同疾病。

如大自然有四季，那么，是人去适应春夏秋冬，而不是四季去适应人，这就是对层次问题的认识问题，而非辩证法能解决的问题。

节奏不同步，节奏一乱，百病丛生。

当今时代，许多疾病都是因为节奏和频率与上级不同步导致的。如肉体需要动静适度，要休息，要过简单、慢、悠闲、安静、快乐的生活，而如今社会却正好是反的。因此，两者便出现了乱节奏乱频率问题，于是百病丛生。

正如生命的自然展开也是有稳定的节奏和频率的，企业家在商务活动中也是有节奏和频率的。

一个人不懂得进、退、停，该进的时候优柔寡断，该出手时不出手，正如炒股，该退的时候，该停下来静观其变的时候，不能停下来，那肯定是要"跳楼的"。

进、退、停是人生中最伟大的节奏和频率学，一个人如果不懂得这三个字的妙用，失败是必然的，阴沟里翻船是十分正常的。

北方人为什么一到南方就易生病？是因为南北的生态、气候、饮食等多方面的节奏和频率不同造成的。

节奏错位必生病变，如过劳死便是打乱了人的自然生活节奏，该睡时不睡，该起床时不起床。许多人的"黑夜比白天多"，晚上11点到次日1点是子时，是阴阳交泰点，既养阴，又壮阳，是睡眠的最佳时间，如果错过了，就易生病。

药际关系——中药七情

中药的七情最早见于《神农本草经》，其云："药有阴阳配合……有单行者，有相须者，有相使者，有相畏者，有相恶者，有相反者，有相杀者，凡此七情，合和视之。"后人据此把单行、相须、相使、相畏、相杀、相恶和相反七个方面，称为"七情"。

单行：即单味药即能发挥预期效果，无须其他药辅助的称为单行，如独参汤，只用一味人参治疗元气大脱证即效。

相须：即性能功效相类似的药物配合应用，可以增强其原有疗效，如石膏配知母可以增强清热泻火的功效。

相使：即在性能和功效方面有某种共性的药物配合使用，以一种药物为主，另一种药物为辅，能提高主药物的疗效，如补气利水的黄芪与利水健脾的茯苓配合时，茯苓能增强黄芪补气利水的效果等。

相畏：即一种药物的毒性反应或副作用，能被另一种药物减轻或消除。如生半夏的毒性能被生姜减轻或消除，故说生半夏畏生姜。

相杀：即一种药物能减轻或消除另一种药物的毒性或副作用，如生姜能减轻或消除生半夏的毒副作用，故云生姜杀生半夏的毒。从上可知相畏、相杀实际上是同一配伍关系的两种提法，是药物间相互对待而言。

相恶：即两种药物合用，一种药物与另一种药物相作用而致原有功效降低，甚至丧失药效。如人参恶莱菔子，因莱菔子能削弱人参的补气作用。

相反：即两种药物合用能产生毒性反应或副作用，如"十八反"中的若干药物。

中医气化整体的七大养生治病观念

中医的健康观早在《黄帝内经》中就已经确立了，即"天人合一"的健康观，"形神合一"的健康观，"阴平阳秘"的健康观，"正气为本"的健康观。此外，《黄帝内经》中把头发、牙齿和肌肉作为衡量健康状况的重要标志。中医学理论的主要内容，从病因、病机，到诊法、辨证，再到养生防治，以及脏腑、经络等各种理论，几乎都是围绕着中医学对健康观念的认识次第展开的。了解中医学的健康观，能够很好地指导我们的日常保健和调养。

天人合一的养生观。

中医学"天人合一"的概念是中国古代哲学概念，是指人生活在天地之间、宇宙之中，一切活动与大自然息息相关，这就是"天人合一"的思想。中医学认为：人体有自己的生命活动规律，与自然界具有相通相应的关系，不论是日月运行、地理环境还是四时气候、昼夜晨昏，各种变化都会对人体的生理、病理产生重要影响。例如：自然界的四时气候变化就能直接影响到人的情感、气血、脏腑以及疾病的产生。在这种思想指导下，中医养生学认为人类必须掌握和了解四时气候变化规律和不同自然环境的特点，顺应自然，保持人体与自然环境的协调统一，才能养生防病。

天人合一就是要顺应自然。道法自然就是要顺应四时，提高人体对自然界变化的适应性调节能力。最简单地说，就是人们常说的"凉了穿上，热了脱"。四时的气候是：春生、夏长、秋收、冬藏的交替过程，影响人体生理功能，从而出现相应的变化。

形神合一的养生观。

祖国医学认为人体是一个高度复杂而完善的统一体，人身由"神"与"形"组成。"形"指形体结构，包括五脏六腑、经络、四肢百骸等组织结构和气血津精等基本营养物质；"神"是机体生命活动及情感意识的体现，是人体精神、意识、知觉、运动等一切生命活动的最高主宰。

中医学"形神合一"理论来自《黄帝内经》，这种理论始终都是建立在客观生理结构的基础上。首先从生命起源来看，是形俱而神生，即认为先有生命、形体，然后才有心理活动的产生。形神合一观认为：神是形的主宰，形是神的物质基础，两者既对立又统一。

其中，形是指躯体、身体，神是指思想、思维，中医学提出"形神合一"乃是强调形与神的密切联系。只有当人的身体与精神紧密结合在一起，即形与神俱、形神合一，才能保持与促进健康。有研究表明：高血压、冠心病和糖尿病等病症与情绪焦躁、心态不平衡有着密切的关系，开朗的性格、平和的心态是健康长寿的根本所在，这与中医的"形神合一"观不谋而合。

阴平阳秘的养生观。

阴阳是宇宙中相互关联的事物或现象对立双方属性的概括，阴阳分别代表一定属性的物质和功能，如人体内的气为阳、血为阴、兴奋为阳、抑郁为阴。"平"是正常的意思，"秘"是固守、固密的意思。"阴平阳秘"表示阴阳既各自处于正常的状态，也具有相互协调、配合的关系。"阴平阳秘"作为人的健康态，体现在生命活动的不同方面和不同层次上，如酸碱平衡、血糖平衡、代谢平衡等。此外，"阴平阳秘"还体现在人体活动的一种有序稳态上，这类似于现代科学所指的"内稳态"。"内稳态"是指人体在生理上保持平衡状态的倾向，如人体的体温、血压、血液内的酸碱度、血糖浓度等均为"内稳态"所调控，如果我们的身体达到这种稳态的话那就是健康的状态。

正气为本的养生观。

中医学中的正气是相对邪气而言的，是指人体的机能活动和对外界环境的适应能力、抗病能力及康复能力。中医认为疾病发生和早衰的根本原因就在于机体正气虚衰。正气充足，则人体阴阳协调、气血充盈、脏腑功能正常，能抵抗外邪，免于生病。正气不足，则邪气容易损害人体，机体功能失调，产生疾病。当邪气侵袭时，若邪气弱不足以与人体正气相抗衡时，则邪气被正气驱逐、消灭或暂时潜伏在体内，均不会发病；只有当邪气较重，能同正气抗争以引起较强的反应时，人体才出现证候（症状、体征等），即为发病。

动静结合的养生观。

动与静，是自然界物质运动不可分割的两种形式，动中有静、静中有动，二者共同构成矛盾的统一体。人在生活中，也应保持动静结合。心神宜静，形体宜动。也就是说"精神极欲静，气血极欲动"，或者说"静养精神，动养形体"。在动中要求动静适度，"过动则伤阴，阳必偏胜，过静伤阳，阴必偏胜"。但在动静两者中首先要求动，只有如此，才符合生命运动的客观规律。

治未病的养生观。

《黄帝内经》中有"不治已病治未病"的观点，喻示人们从生命开始就要注意养生，在健康或亚健康状态下，预先采取养生保健措施，才能保健防衰和防病于未然，这种居安思危、防微杜渐的哲学思想是中国文化的精华。

中医学在长期的发展过程中形成了较为完善的预防学思想和有效的防治原则，早在《黄帝内经》中就有了"上工治未病"的理念。"治未病"是中医奉献给人类最先进、最超前的思维，"治未病"的实质是"人人享有健康"。发挥中医学的特色和优势，以"治未病"为核心，有效地提高人类的健康水平，促进和谐社会的建设。

养生文化和养生学与社会医学、心理医学、预防医学、行为科学，甚至是天文地理等都有很大的关系。"上知天文，下知地理，中知人事,可以长久"。

能否健康长寿,不仅在于是否懂得养生之道,更为重要的是能否把养生之道贯彻应用到日常生活中去。

第二章

气的三大关系进化——辩证进化+因果进化+层次进化

一、认识关系宇宙进化的初级方式：辩证关系进化

人类必须重建全新的世界观信仰

没有电的灯是不能照明的，没有信仰的人一无所有，有信仰的人一无所缺。如果你有三个不同的向导，你哪里都去不了；如果你只有一个向导，你迟早会与神会晤。当我们的灵魂受到自我的遮蔽时，神性就无法照亮我们。

著名学者刘澎说："21世纪的中国最缺少的是什么？是世界观的信仰！中国在精神与道德方面出了大问题，而精神与道德方面的一切问题从根本上说是个世界观的信仰问题。中国人在世界观信仰问题上早已陷入了严重的空虚与混乱——照耀一个民族、一个国家奋斗之路的精神火炬早就该添油加料了。"

新的信仰在哪里，新的价值观就在哪里；

新的信仰在哪里，新的方法论就在哪里；

新的信仰在哪里，新的希望和幸福就在哪里！

要解决今天中国人信什么世界观的问题，不能脱离了时代搞倒退，不能回到儒家，恢复封建礼教。要解决今天的问题，唯有在继承传统的基础上进行信仰创新。

所谓信仰创新，就是使用新思维、新办法应对新时代的现实需要，走出一条信仰上的新路子。中国在信仰问题上的现实需要是什么？是要为国家（社会）和个人找到可以作为精神支柱的信仰体系，这是今日信仰问题上的最大挑战。

因此，现阶段的中国完全有必要提出一个崭新的、得到公认的社会发展共识，这个共识必须体现民众的愿望、时代的特点，成为中国社会的最强音、主题词，成为中国人未来一个历史阶段的共同信仰。这个信仰不是某种过去的宗教（佛教、道教、基督教、天主教、伊斯兰教、儒

教或其他任何一种宗教），也不是某种带有明显民族偏见、国家偏见或阶级偏见的"主义"，它应该是在现代科技文明基础上的崭新的普适的逻辑信仰。

要知道，人类已经由盲目迷信阶段进入了逻辑理性阶段，任何命令、强迫、经不起推敲的信仰，都是对人类智力进步的侮辱！

我们团队用十年时间，阅读了全球数万部优秀著作，并结合时代特征及人类的现状，尝试着重塑出了一套全新的世界观、人生观和生活观等信仰体系，现简单归纳表达如下：

互联网时代的世界观——关系宇宙；

互联网时代的方法论——破界连接。

互联网时代的价值观——价值就是被"利用"！

孔子创造了仁学，老子创造了道学，释迦牟尼创造了空学，我们从中国传统文化三位大师的思想精髓及当今世界一切优秀文化中提炼出了——通学。本知识体系系列丛书十二部和还在研究的课题，都只说了一个字——通。

通，不仅是智慧的终点，也是人生追求的终点、事业的终点。圣人、神仙、佛都是通的，历代大师都是在为通字做注解。经过试用，通学具有比以往一切哲学更大的适应范围，更有解释力和指引性，更能圆融解释许多以往哲学无法解释的现象。

知识分子唯有本着对生命负责的精神，直面矛盾，大胆创新，勇于改革，锐意进取，在高度上，尊重他人合理欲望的多样性；在宽度上，拓宽他人合理欲望的出口；在深度上，做好他人在追求欲望满足之路上的服务员（尽心尽力）和裁判员（公平公正），共同合作，切实提升彼此的物质生活和精神生活水准，才能共同走上一条真正的"幸福之道"。

幸福的本质就是不断超越。这就意味着，不断对自己消极负面的情绪和行为进行否定、反思、改进是经历真正幸福的开始，经常吸收积极正面的"营养"就能找到内心喜乐的源泉。

本书对传统观念转型，提供了一种独到的解释视角，而且对理解当今人类的政治、经济、社会的格局、现状和问题,提供了一个全新的参照系和金钥匙。

二、关系宇宙比物质宇宙更根本

关系才是宇宙的本质

学不能穷究天人,不足以谓之学;习不能化生万物,不足以谓之习。学习的目的是知道关系、理顺关系、发生关系,最后实现天人合一的大和谐。

我们团队花了十年时间,整合了人类最新的研究成果,得出"宇宙的本质是关系",而不是"宇宙的本质是物质",物质只是关系进化的现象和表象,意识只是关系进化后的阶段性产物。

由于人类智力的局限性,我们知道的任何真理都是阶段性的,都是有待发展的,辩证唯物主义理论也不例外。辩证唯物主义理论认为世界是物质的,并没有说错,只是随着现代科技文明的进步,无数科学家都对物质是由什么构成的进行了深入研究,对粒子进行一步步细分,最后发现,最小粒子的内部都是空的,即一切由粒子构成的物质,最后都是空的,都是由一堆关系构成的。因此,辩证唯物主义理论在当代的发展逻辑应该与时俱进调整为:

世界是物质的——差异现象;

物质是关系的——本质规律;

关系是聚合的——无穷归一;

聚合是共演的——协同进化;

共演是逻辑的——规律方向;

逻辑是可控的——指导人生。

一切理论都可以用来解决当下的问题。那么,我们推出的关系宇宙理论,对解决自然、人生及社会问题,能提供什么帮助呢?

第二章　气的三大关系进化——辩证进化＋因果进化＋层次进化

物质宇宙论认为：

世界是物质的，解决问题，就要先找到物质的问题点，这个点可以是人、物、事，而后再把这个问题点解决掉，这种解决问题的方法显然是孤立、片面、封闭、局限、机械的。

世界顶级理论物理科学家史蒂芬·霍金教授曾经问："马克思唯物世界观讲普遍联系，请问马克思那个普遍联系是什么？"

是实体？显然不是，因为它无形无状不可触摸，很显然是指"关系"。正因为普遍联系的存在，就说明普遍关系的存在，世间万物其实都是关系的分分合合、聚聚散散、缘来缘去、缘起缘灭而已。

关系宇宙论认为：

世界的本质是关系，问题的本质是关系，是关系出了问题，是内部关系或外部关系出了问题。解决问题就是解决关系，即通过理顺关系、发展关系、聚合关系，最终实现一体关系，这种解决问题的方法是整体的、关联的、全维的、动态的、系统的、共生的、客观的。

如一栋摩天大楼最重要的是构架，而不是砖头水泥，构架就体现了关系，构架就是关系。大自然对人类的发飙，都是因为人类破坏了人与自然的和谐关系所导致。无论是自然界的问题，还是人类社会内部的问题，还是我们身体出了问题，找来找去，都一定会找到关系出了问题上来。要想彻底解决问题，最终都得重新修复关系、理顺关系，否则，就不可能真正解决问题。

我们也许永远无法了解事物的真正本质，只能了解它们彼此间的联系。以质量为例，你见过质量本体吗？我们从未曾见过。你见到的只是质量对另一个实体的意义，具体地说，是一个具有质量的物体如何通过周围的引力场与另一个具有质量的物体相互作用。世界的构造，就是通过事物之间的联系表现出来的，它才是物理理论中最持久的部分。

在农业文明的静态的机械的社会里，我们解决问题只研究点就可以了，但在今天全球化时代，在信息高速流动时代，问题已变得复杂得多，我们考虑问题解决问题，不能只停留在研究物质点上，而应放在研究人与人、人与物、物与物的关系上。

因此，从物质宇宙到关系宇宙的认识进化，解决问题的重点应当从点上的问题转移到点与点之间的关系问题上来。思考问题也应从物质点的思考转向对物质与物质之间的关系的思考上来。

"关系宇宙"为人类提出了全新的超越视角，即把人类解决问题的智力，从物质点的层面提升到了关系层面，从务实层面提升到了务虚层面。这有利于人类智力的提升，有利于更准确地解决问题，这就把人类的认识从局部狭隘中解放出来了。

在关系宇宙中，每个人活着，都不是纯粹为了自己，都是以对方的价值存在为前提的，都是彼此共存共生共享共演的。每个人都会与外在有千丝万缕的联系，都会有成千上万条隐形的线条彼此相连，我们都生活在一张超级巨型的网络之中，我们的一举一动都对宇宙有宏观和微观的影响，而且这种影响是永恒的，是不会消失的，这有如佛陀讲的业。业有正负之分，正业得福报，恶业得恶报。不是不报，时候未到而已。人类每一次对和谐关系的破坏，每一次对和谐关系的修复，都会得到相应的报应，这样才能解释大爱存在的理由。

三、关系宇宙是如何理解"世界是物质的"

重新理解物质世界的位置

马克思特别强调"世界是物质的"，这错了吗？显然没错。只是马克思将"世界是物质的"导向了"物质是运动的"，进一步导向了"运动是有规律的"，最后推出了辩证规律，推出了对立统一，而后又根据阶级学说推出了斗争哲学。

其实，从"世界是物质的"不只是能推出"物质是运动的"，还能推出"物质是由关系构成的"和"物质是向更高层次发展的"等观点，马克思却只强调一个发展方向而忽视了另外两个重要方向。而今天这个时代，恰好更需要另外两个发展方向的理论来指导人类的生存、生活与实践。

其实，一个起点可以推出不同的终点，可以发展出许多理论方向。如：

世界是物质的，物质是相对运动的——推出了辩证论；

世界是物质的，物质是由关系构成的——推出因果论；

世界是物质的，物质是向更高层次方向发展的——推出层次论。

马克思忽略了三者平行并列的逻辑，将普遍联系的因果关系和方向层次发展全都强行归纳到辩证论之中，进而推出了唯物辩证哲学。后来被世界争取民族独立的国家引入而选择性地运用了其中的斗争哲学。

当今时代，稳定和发展是中国的主题，也是世界各国人民期待的主题，如果还继续强化斗争哲学，则十分不利于中华民族的伟大复兴，也不利于中国强大于世界民族之林。

话不多说，今天的中国深化改革应该从哪里出发？

显然应该从当下的互联网时代特点出发，从当下的问题出发，而不是从教条主义、本本主义、经验主义出发。

无论是互联网，还是市场经济，都在推动全球化，都在把关系发生当作主要目标在追求，都迫切需要与这一大趋势相匹配的世界观来确认，而斗争哲学实在承担不了这一重任，斗争哲学的理论指导不了今天互联网时代的发展。不仅不能促进发展，相反还会阻碍人类迫切需要合作共享的关系发生。因此，我们必须重新认识和丰富完善马克思主义，必须把"关系宇宙"提上日程，推到前台。因为只有"关系宇宙"和"层次宇宙"更能解释人类目前的市场需求，更能指导互联网时代全球化的和平发展的顺利展开。

当然，我们不是说唯物辩证论已经过时了，只能说唯物辩证法必须摆正自己的位置。今天摆在第一位的普遍真理应该是"关系宇宙论"，因为这一理论更具宏观性，当然，更高层次的层次宇宙论也不能忽略。

关系宇宙论——排第一位——因果论——关联性；

辩证宇宙论——排第二位——辩证法——流动性；

层次宇宙论——排第三位——境界论——差异性。

进化有三种形式，辩证进化、因果进化和层次进化，这三种由低到高地进化。正确的表达是：

初级进化——斗争进化；

中级进化——协同进化；

高级进化——层次进化。

而且这三种进化，其实在本质上是反映了智力的层次性，斗争进化是智力不足算计不到位的一种狭窄进化形式，境界进化是一种超级智力算计盈余的一种可持续进化形式。三种进化的形式其实只是反映了智力发展的高低而已。

因此，这三种进化形式又可以表达为：

初级进化——斗争进化——狭窄进化——低智商算计；

中级进化——因果进化——协同进化——中智商算计；

高级进化——层次进化——整体进化——高智商算计。

当然这也只是形象的方便表述，因为"智力"本身就是进化出"意识"以后才能谈的。在大爆炸初期的进化，也许就是一种自然的就近的合作协同进化。

在本书中，为什么要用因果进化取代斗争进化呢？

理由一：中国文化的儒释道正好讲辩证进化、因果进化和层次进化，这体现了中国文化对关系进化研究之博大精深，我们的老祖宗既然早就意识到了宇宙进化是由辩证、因果和层次三大关系的共同作用而进化的，我等后生小辈作为炎黄子孙自然有必要继承并发扬光大。

理由二：斗争进化的理论依据在辩证进化理论中，斗争进化的本质是一方战胜另一方。但因果进化是要倡导道德进化，为什么要讲道德？因为想持续发展，而且一切发展都有赖于外界提供新资源。因此，因果进化的目的就变得十分明朗——希望与外界资源、对象进行合作，协同进化。

世界上的一切真理都是有适用边界的，都是有存在前提和背景的，真理一旦省略了背景，那就有可能成为谬误，如牛顿理论适用的边界是宏观世界，一旦在微观世界适用牛顿理论，显然就大错特错了。辩证法虽然是宇宙真理，但也有其适用边界和前提，它更适用于斗争、竞争、对立的环境条件，今天和平和发展是人类的主题。因此，关系哲学的适用边界更广泛、更普适。

关系宇宙是这样深入解释"物质"的

在宇宙中，一切存在都具有三种特征：

第一种特征：关联性——展示的是因果性；

第二种特征：流动性——展示的是辩证性；

第三种特征：差异性——展示的是层次性。

我们肉眼看到的或看不到的"物质"，是指看到的一切存在的第三性——差异性，即万物都是以千差万别的形象存在于你我面前。也就是说，从宏观世界角度来看，世界是"物质"的。但我们不要认为物质是固定不变的，其实，任何物质都具有关联性、流动性，还会随时随地受到关联性、流动性的影响或左右，会使物质处于动态运动变化之中。一般来说，任何一个物质都会在关联性和流动性的影响下，表现出四个不同的存在阶段：

人——生、老、病、死；

物——成、住、坏、空；

事——起、承、转、合。

因此，一切"物质"都是动态的，都不可能是固化的，其原因是三性中的另外两性影响所致。我们平时看到一美女，过几年再看到她，好花不常开，好景不常在，娇艳的容颜已被无情的岁月摧毁而变得判若两人。

依此类推，国家、企业、家庭、个人等形象的展示都同样会受到关联性和流动性的影响和左右。如果我们持静止的观点对待一切，那么，我们一定会被时间击败的。同样，我们要想将国家、企业、家庭、个人打造得更加强大，当然也要从关联性和流动性着手，只有加强关联性和流动性，才会促成差异性，才会具有更大的价值。

加强关联性为什么那么重要？因为人是环境的动物，人是社会性动物，我们考虑一切问题，首先都得先考虑生存背景、发展环境问题，都得十分认真地对待外因。否则，就会寸步难行。更何况在互联网时代，我们完全可以向空间要潜力，而不是固守传统、闭门造车、自以为是。这个世界如此之大，我们考虑的问题，你只要一上网基本上就能找到答案。你要坚信，这世界上一定有人早就考虑过你面临的问题了，而且答案比你自己想的要完善得多。

加强流动性也十分重要。因为，只有流动性才能实现价值。如果终止了流动性，万物必然因失去与外界的能量交换而逐渐枯萎死亡。不仅关联性最终要靠流动性实现，差异性也是靠流动性促成的。可见，在三性之中，流动性的活力最大，是它在每时每刻改变着这个看似固化的世界。

因此，以后我们正确看待"物质"的观念应该变化，即：

由静态地看物质变为动态地看物质；

由表面地看物质变为从三性一体看物质。

我们只有做到"一念三观"才能看透物质的本质是什么，才能对人生事业有更大帮助。

四、科学已证明宇宙的本质是关系

关系是宇宙唯一的实在

我们每天都在面对现实，最难理解的就是现实，正因为如此，思想总是落后于现实。互联网作为一场全新的技术革命，对社会领域产生了巨大的影响。互联网迅速地改变和重塑着中国传统的社会结构，使其经历着一场解构与重构的革命，形成和凸显着一种全新的社会关系和社会运行模式。由此，中国社会在交往互动、舆论表达、利益诉求、价值观念、生活方式等方面都呈现出不同于传统的新特性。

如互联网作为一种新的媒介形式，全面地打破了传统的时空限制，将世界各地的信息和个人联系在一起，为人们提供了一种强大的交往沟通工具，具有全球性、普遍性、无限性、匿名性等特征。通过一系列的交往形式创新，互联网改变了中国人的交往与互动的模式。从技术角度上讲，互联网无疑提供了人类生活方式的一个新工具。实践证明，互联网是由各种各样的主体为了资源交易与关系强化的目的建立起来的一种资源共享和整合平台。人们越来越多地使用互联网来完成日常生活中的诸多事务，如购物、教育培训、信息查询等。从深层角度上看，互联网提供的资源在很大程度上改变了人们的生活方式和行为模式，也在空间上重塑了人们的活动场所。

革命未动，理论先行。我们都知道马云、马化腾、雷军等都是靠互联网发家致富的，但许多人并不知道，真正可敬的是他们的社会责任感，他们想从互联网中开发出一套适合当今时代的全新的世界观、人生观、价值观、生活观、健康观等。从他们的各种言论中可以看出，他们没有做到。不是他们没有能力做到，而是因为他们没有大段时间去闭关静虑，可喜的是他们这些年已经为此事进行了大量的观点积累，假以时日，他们也会得出"关系宇宙"的世界观。

言归正传，今天一个崭新的互联网时代既然已经来临，我们就有必要从根本上找到与互联网相匹配的世界观、方法论和实践论。

我们团队大胆构想、多方论证，总结出了互联网时代相匹配的世界观——关系宇宙。我们认为，关系是宇宙唯一的实在。

我们通过对宏观、微观和宇观世界的观察，最终发现：人们所看到的、所谈论的个体存在，实际上都是不真实的，都只是一种表象，唯一真实的则是存在内部之间和存在与存在之间的关系，简称"存在即关系"。

关系像是一张流动着的网，个体存在则是这网上的结点。因为网上的每一个"结点"都处在不断的分解与组合之中，只能说这"网"是真实的，而"结点"都是不真实的。"结点"就是个体存在，"网"就是关系。个体存在因被关系所定义而获得相对真实。正如天空是存在的，云来云去，只是表面现象。

将"存在即关系"命题和真实的宇宙复合在一起，就得到了另一命题"宇宙即关系"——宇宙以关系形式而非个体存在形式存在着,"宇宙即关系"是"存在即关系"这一命题的引申形式。于是,便将我们生存的宇宙称为——关系宇宙。

然而,在十分局限和功利的人生中,我们只看到近处的关系,只看到直接的利益关系,而看不到事物之间隐在的逻辑关系,更看不到大时空背景下的隐秘的依存关系,下面这个故事就是证明:

100多年以前,凯巴伯森林一片葱绿,生机勃勃。小鸟在枝头歌唱,活泼而美丽的鹿在林间嬉戏。但鹿群的后面,常常跟着贪婪而凶残的狼,它们总在寻找机会对鹿下毒手。那时森林里大约有4000只鹿,人们要时刻提防狼的暗算。

当地居民恨透了狼。他们组成了狩猎队,到森林中捕杀狼。枪声打破了大森林的宁静,在青烟袅袅的枪口下,狼一个跟着一个,哀嚎着倒在血泊中。凯巴伯森林的枪声响了25年,狼与其他一些鹿的天敌,总共被杀掉6000多只,凯巴伯森林从此成了鹿的王国。它们在这里生儿育女,很快,鹿的总数就超过了10万只。可是,随着鹿群的大量繁殖,森林中闹起了饥荒。灌木、小树、嫩枝、树皮……一切能吃得到的绿色植物,都被饥饿的鹿吃光了。整个森林像着了火一样,绿色在消退,枯黄在蔓延。紧接着,更大的灾难降临了。疾病像妖魔的影子一样在鹿群中游荡。仅仅两个冬天,鹿就死去了6万只。到1942年,凯巴伯森林只剩下了8000只病鹿。

人们做梦也不会想到,他们捕杀的狼,居然是森林和鹿群的"功臣"。狼吃掉一些鹿,使鹿群不会发展得太快,森林也就不会被糟蹋得这么惨;同时狼吃掉的多半是病鹿,反倒解除了传染病对鹿群的威胁。而人们特意要保护的鹿,一旦在森林中过多地繁殖,倒成了破坏森林、毁灭自己的"祸首"。

科学已证明宇宙的本质是关系

老祖宗早就发现世界是由物质、能量和信息三个要素构成,但没有进一步解释三者之间的逻辑关系。经深入研究,现将三者的关系表述如下：

一是直观看世界，世界是物质的——实体宇宙；

二是微观看世界，世界是能量的——粒子宇宙；

三是宏观看世界，世界是信息的——关系宇宙。

三种看待世界的方式，其实是展示了人类智力的阶段性进化。

我们知道，宇宙的进化由材料和关系两个要素促成，而材料又是由什么形成呢？答案依然是关系。

人由细胞构成，细胞由分子构成，分子由原子构成，原子由电子构成，依此类推，夸克、弦、超弦，等等，只要科技无限进步，最后你找不到一个具体的静止的最小的客观实在，你只能得出一个结论：

一切材料都是关系复合体，不同层级的材料是由不同的关系复合而成。说来说去，找来找去，你无法找到最小的存在，至少至目前为止还没有，仍在向最小的粒子寻找的过程中，科学家们发现了一个最大的特征——关系粒子、关系分子、关系细胞、关系系统、关系整体、关系人、关系地球、关系宇宙，在所谓物质世界中，你只能发现许多关系，发现许多关系的规律，如因果关系、层次关系等等，除此之外，你将一无所得。

施太格缪勒说："未来世代的人们，有一天会问：20世纪的失误是什么呢？对这个问题，他们会回答说：在20世纪，一方面唯物主义哲学（它把物质说成是唯一真正的实在）不仅在世界上许多国家成为现行官方世界观的组成部分，而且即使在西方哲学中，譬如在所谓身心讨论的范围内，也常常处于支配地位。但在另一方面，恰恰是这个物质概念始终是使这个世纪的科学感到最困难、最难解决和最难理解的概念。"

这就是说，一方面以"唯物主义"为标记的哲学广为流行，而另一方面"物质"究竟是什么？却又说不清。施太格缪勒正是在这里看到了"20世纪的失误"。

你可能会问，究竟什么是物质？它为什么是科学感到最困难、最难解决和最难理解的概念？

早在古希腊时代，原子论者就猜想，物质是构成宇宙的永恒的砖块，万物从它所出，最后又复归于它，它不生不灭，不增不减，是世界过程绝对同一的起点和终点。物质作为普遍的、不变的东西，必然是绝对的实体和基质，实体者，"实实在在"的客体之谓也，物质及其性质必须独立于人类的意识而存在，是客观的实体。

后来，以牛顿力学为基础的经典物理学，继承了上述古代原子论的观点，把物质归结为具有某些绝对不变属性的质点的集合，质点概念本来是对作整体运动的固体的一种抽象，但它在液体、气体乃至热现象中的应用也获得了成功。

对于所有这些能够具有机械运动的物质形态，物理学称之为实物。在当时的自然哲学中，又称之为实体。把物质归结为物体，进而把物质看成实体，这同质量在牛顿力学中的特殊地位和作用有关。

牛顿之所以把质量定义为"物质多少"的量度，就是因为在任何机械运动过程中，乃至在化学反应中，质量始终如一，质量被理所当然地看成是物质本身所绝对固有的，被看成物质不灭或实体不变原理的具体表现。

以牛顿力学为代表的经典物理学在19世纪末所取得的巨大成功，使得认为物质是绝对实体的唯物主义成了在20世纪处于支配地位的哲学，正如前面引用的施太格缪勒的名言所讲的。

然而，20世纪爱因斯坦发明的相对论开始揭示出了物质的实体观的谬误，首先，相对论证明质量与速度有关，同一个物体，相对于不同的参考系，其质量就有不同的值。

想象一个人在推一辆没有任何阻力的小板车，只要持续推它，速度就会越来越快，但随着时间的推移，它的质量也越来越大，起初像车上堆满了木柴，然后好像是装着钢铁，最后好像是装着一个地球……当小板车达到光速时，整个宇宙好像都装在了它上面——它的质量达到无穷大。这时，无论施加多大力，它也不能运动得再快一些。

当物体运动接近光速时，不断地对物体施加能量，可物体速度的增加越来越难，那施加的能量去哪儿了呢？其实能量并没有消失，而是转化为了质量。爱因斯坦在说明物体的质量与能量之间的相互转化关系时，提出了著名的质能方程：能量等于质量乘以光速的平方。

不久后，科学家们发现了核裂变和链式反应，把部分质量变成巨大能量释放出来，现在知道原子弹的人，都相信质量可以转化成能量。

既然质量不再是不变的属性，那种认为质量是物质多少的量度的概念就失去了意义。既然物质与能量是可以相互转化的，能量并非"实体"，物质也就不能再被看作是实体。

与此同时，科学家对物质结构的认识也迅速深入发展。在20世纪30年代以前，经典物理学一直认为：物质是由分子构成的，分子是由原子构成的，原子是组成物质的最小"砖块"。1932年，科学家经过研究证实：原子是由电子、中子和质子组成的。

以后，科学家们把比原子核次一级的小粒子，如质子、中子等看作是物质微观结构的第三个层次，统称为基本粒子。

1964年，美国物理学家马雷·盖尔曼大胆地提出新理论：质子和中子并非是最基本的颗粒，它们是由一种更微小的东西——夸克构成的。

为了寻找夸克，全世界优秀的物理学家奋斗了20年，虽然一些实验现象证实了夸克的存在，然而单个的夸克至今未找到，人们始终不识庐山真面目。对此，粒子学家们的解释是：夸克是极不稳定的、寿命极短的粒子，它只能在束缚态内稳定存在，而不能单个存在。

不仅如此，迄今人们所知道的300多种基本粒子中，除少数寿命特别长的稳定粒子（如光子、中微子、电子和质子）外，其他都是瞬息即逝的，也就是说，它们往往在诞生的瞬间就已夭折。

简言之，如果把宇宙看作是由宇宙弦组成的大海，那么，基本粒子就像是水中的泡沫，它们在不断产生，也在不断湮灭。我们现实的物质世界，其实，是宇宙弦演奏的一曲壮丽的交响乐！

有人会说，把物质世界看成是宇宙弦演奏的一曲交响乐，不正是与物质的对立面——意识有些相同了吗？是的。按照当前流行的观点，意识是完全基于物质基础（我们的脑）而存在，但意识不是一种具体的物质实在，因为没有人在进行脑科手术时在颅骨内发现过任何有形的"意识"的存在。

我们都知道贝多芬的交响乐，可以用一套乐器把它们演奏出来。但这套乐器本身并不是交响乐。意识是大脑演奏的交响乐，这个图像为理解"心物一元"，即意识和物质的统一，开辟了新途径。

有人还可能说，无论宇宙弦多小，无论人们能否观察到它们，宇宙弦总归是客观实在，它们是组成物质世界的基本单元，因此物质世界也应该是客观实在。此话不准确：组成物质世界的基本单元是宇宙弦的各种可能的振动态，而不是宇宙弦自身，就像组成交响乐的基本单元是乐器上发出的每一个音符，而不是乐器自身一样。

在弦论之前，物质的实在性体现在组成客观世界的砖块是上百种原子，这些原子都是由质子、中子和电子等基本粒子组成，这些基本粒子都被当作是物质实体，都是组成物质世界的"超级砖块"，因而可以把物质世界看作是物质实体。

在弦论之中，情况发生了根本变化，过去认为是组成客观世界的砖块的基本粒子，现在都是宇宙弦上的各种"音符"，多种多样的物质世界，真的成了"一切有为法，如梦幻泡影，如露亦如电，应作如是观（《金刚经》）"。物理学到此已进入了"自性本空"的境界！

有人会想，天啊！物质都不是客观实在了，那么，世界上还有什么东西是实在的吗？回答是，有的。事物之间的关系，就是实在的。

我们根据20世纪自然科学的进展，可以用"关系实在"来取代绝对的物质实体，即主张事物不是孤立的、由固有物质构成的实体，而是多种潜在因素缘起、显现的结果。每一存在者，都以他物为根据，是一系列潜在因素结合生成的，"现象、实在和存有被限定在一组本质上不可分离的关系结构中"。

哲学家们在论述"关系实在"时，使用的哲学词汇，对你可能生涩难懂，我们还是用例子来解说。

如我们看见一束红光，这是一个事件，是一个"果"，这个果，是由多种因缘聚合而产生的。首先，是光的波长值，借用哲学家们熟悉的语言，这是"第一类性质"，这类性质还有如物体的广延性等，是物体自身内在所固有，它既不依赖于观察者，也不依赖他物，也就是说，它是自行确立的。我们把这些第一性质，又称为"因"。其次，还需要具备一些其他条件，如眼睛正好睁开，没有色盲，往正确方向看，以及眼与光源之间无障碍物，等等，我们把这些条件称为"关系参量"，又称为"缘"。这些因缘聚合，产生了红光这个果。"红色"这类颜色性质是"第二类性质"，其存在，至少部分地依赖于观察者。"关系实在论"就是说，关系参量是不可消除的，没有它们，就不会有"看见红光"这个果，因而是实在的。

再举一个更清楚的例子：

要得到一棵苹果树，首先要有一粒苹果的种子，这是"因"。但是，单靠这粒种子，也不会长成一棵苹果树，比如：把种子放在仓库里，无论放多久也不会长出树来。所以，单有因，是结不出果的。一定要将种子放在土壤中，并且要有适当的水分、阳光、温度、肥料等的配合，种子才会发芽、长大，最后长成一棵苹果树，结出苹果来。这里的土壤、水分、阳光、温度、肥料等，就是"缘"。所以，"因"一定要配合适当的"缘"，在因缘和合之下，才能生出果来。

缘，是许多的配合条件。缘有好缘，也有不好的"恶"缘，因此即使是同样的种子，结出的果也就很不相同了。比如，把种子放进贫瘠的泥土里，或者施肥不够，苹果树必然长不高大，结出的苹果也不会好吃；假如把种子放在肥沃的土壤中，加上细心照料，结出的果实就会香甜、好吃。

由此可见，同样的因，遇到不同的缘，结出的果，便会很不相同。

同时，由于缘是由很多条件配合而成的，所以缘会不停地变化着。既然缘会影响果，而缘又在那么多条件配合下产生作用，假如某个条件改变了，甚至消失了，那么，果便可能不再存在。

在苹果的例子中，如果天旱缺水，苹果树便会因之枯萎。所以，当因缘散尽之时，果就会灭。换句话说："因缘和合而生，因缘散尽而灭。"有的读者可能已经发现，以上这些关于苹果的文字，是转述潘宗光《佛教与人生》一书有关缘起法内容。所谓"关系"者，"缘"也，"关系实在论"其实与佛学缘起说的基本思想一致。

总之，在21世纪开始的时候，以"弦论"为代表的物理学，真正步入"缘起性空"的禅境了！

五、宇宙关系进化的基本规律

宇宙关系进化的"母定律"

我们对古今中外几十套宇宙理论进行了归类提炼，得出如下能令大多数普通人信服的结论，即整个宇宙的运动规律是按照"母子定律"，即一个"母定律"和三个"子定律"而存在的。

在本节，我们来描述一下"母定律"，即宇宙二级智慧；三个"子定律"将在后面逐节讲述。

母定律：宇宙关系进化律。

具体可以表现为：

宇宙关系进化律=关系+材料=宇宙进化。

在此，先解释一下这个宇宙关系进化律。

首先，已诞生的宇宙是由两大要素和一大特征构成的，要素之一是宇宙中的一切存在一定由某些或某几种材料构成，如茶杯由某些分子等基本粒子构成，桌子由木头构成，肉体由细胞构成，诸如此类，依此类推，凡是宇宙间的一切存在都一定由某些材料构成。

其次，一切存在仅有材料也生成不了万物，在拥有材料的基础之上，还得有"关系"，才能生成万物：

关系——生成进化的本质；

材料——生成进化的基础（材料本身也是关系的产物）。

如一个团队生成，除了一些个体的人之外，这些人必须按照某种关系组合而成，如上下关系、互助关系、排列组合关系、远近关系、利益关系等一系列具体的关系构成，没有这些关系，团队是不可能形成的。

在关系宇宙中，一切都是有方向的，一切都是朝着进化方向发展的，物质看起来是被动的，但其中也有进化欲望，也会按照更完美的结构来塑造自己。上帝不是麻木不仁的僵尸，就连石头也会呐喊，要提升到大宇宙精神的层次。

宇宙为什么会进化？

其中也少不了这两个要素的功劳。一是材料，好比一个绝顶聪明人的基因，再加上一些特定的关系，自然能生成出优于上一代亲缘关系的存在。

在宇宙进化中，材料和关系，谁的作用更大呢？

"关系"的作用更大，关系才是进化的本质。例如一个普通人在平凡的岗位上没法卓越，此时如果外在给他添加一些特殊关系，如权力、信息、资源、智慧，他很有可能就会在短期内成就卓越，显见"关系"在进化中是根本的要素，而且极具弹性和伸缩性。

其实，宇宙中没有一块多余的材料。每一个人的存在都是因为有一个特定的位置需要他或者她去填满，就像七巧板中的每一小块都必须将自己填充到大的拼图中，缺少任何一块都不能完成拼图，也不会多出一块没有地方可以填充。

你是被联结的。你和所有的事物、所有的人都是联结在一起的。你绝对是更伟大的整体中独一无二的一部分，是构成整个宇宙不可或缺的一部分。你是处于一个更大能量场中的能量球。你是更强大力量的一部分，你是上帝的一部分。只要你要求，整个宇宙的智慧都是你的。

想一想互联网，你看不见它，触摸不到它，但是你知道它在那里，真实地存在着。这是绝对真实的。这是一种看不见的能量联结，这种联结把我们和所有人联系起来。我们通过更多相同的途径与每一个人、每一事物联结在一起。

你有过这样的经历吗？那些跟你亲近的人，他们说了半句话，你就知道他们后面要说什么，而且你能将后半句接起来，或者你们会异口同声地说同样一件事情。这不是偶然，这是一种联结。这是最好的例子，说明我们是怎样与周围人发生着真实的联结。

所有的人都有这样的经历。当我们开始想一个人，也许是一个我们谈论了好几年，但从来没有见过面的人，几分钟之后，电话铃响了，电话的那一端正是我们想的这个人。"我刚才正想着你呢。"我们惊讶地解释。在他给我们打电话之前，我们真的已经了解了他的意图。我们的思想以让人吃惊的速度穿越时空。通过联结，你能够接收到在他们拨号之前，他们思想和意图传达出来的信息或者也许是由于你在想着他们，你的思想传递了信息，通过联结刺激了他们，于是他们给你打电话了。

最后，我们来讲讲已存在的宇宙有什么存在特征？

关于运动是其存在的首要特征，因此，我们讲宇宙，也可以用"关系宇宙"替代。天下一切存在都在运动，而且都是按照某种预设的关系在运动，如月球绕地球转是按一定的关系进行的；地球绕太阳转亦是按一定的关系进行的，先有关系，后有运动路径、速度。

现在总结一下"宇宙进化律"：

宇宙进化两要素：材料和关系。关系是本质，关系决定材料。材料即昨天的关系构成，今天的各种物质存在。

宇宙进化执行力：连接（互联网时代的方法论）。

宇宙存在的状态：关系进化的方向运动。

下面我们再来看看在母定律"管理"下的两个子定律，即宇宙的三级智慧：

子定律一：太极辩证进化律

假若未来的某一天，地球村的人类与外星人相遇，需要一个表明地球的标识去与外星人交流、对接，那么，这个标识不会是别的，必定是中国人陈抟（音团）在五代时期设计的太极图。

只要揭开太极图神秘的面纱，看看它的图案创意，知道它玄妙在哪里、伟大在哪里，我们就会知道，太极图确实就是地球村的标识。

太极图的总图是一阴一阳两只小鱼，旋转成一个浑圆的整体。它表明人类对时空宇宙的总看法：万物负阴而抱阳，旋转相生，成为互相联系不可分割的整体。整体是宇宙的原生态，看问题、想问题如果离开了整体就等于离开了事物本身。

第二章 气的三大关系进化——辩证进化＋因果进化＋层次进化

太极图的颜色只有两种。黑白，取象于黑夜与白天，引申为阴阳两极，其中包含的内涵是时间、空间、信息、变化，变化又变化，以至于无极。阴和阳是万事万物的共有属性，"一阴一阳谓之道"，阴阳相生相辅，互转互换，是宇宙的根本法则。

太极图中的两条鱼，设计者绘制了两只眼睛，黑鱼的眼睛是白的，白鱼的眼睛是黑的，其寓意是阴中有阳，阳中有阴，反映了事物客观存在的相对性，所谓"独阳不生，孤阴不长"，阴阳相合，才是欣欣向荣的气象。宇宙中的万事万物，包括黑与白、阴与阳、动与静、福与祸、质与量、是与非、真与假、成与败、时与空……都是你中有我，我中有你，都只有相对的意义，而且在一定条件下都可以相互变化、相互替代、相互融通、相互转换。用绝对化的观点看事物，离开了事物的可变化性、可转换性，只会带来一系列的错位。

太极图的图案类似一个旋转的陀螺，它传达的是一种适变、应变、求变、创新的信息，事物的发展规律是旧事物不断转化为新事物，新事物几经变换，仿佛又重复了旧事物的某些特征，但它与旧事物已经不是一回事了，是旧事物的扬弃、升华、重塑、再造，在辩证唯物法中，这叫"螺旋式上升"，是创新的基本原理。

太极图的旋转方向是顺时针方向，这与太阳东升西沉的方向相一致，而且黑白两条鱼是交错着尾随对方，其创意应为两个字：顺适，是表达"天人合一"观念的。"天"是指自然，时空变化规律，时势的必然方向、必然趋势，人类只能顺从它、适应它，而不能违背它。知天才能从天、适天、法天、用天、定天，这是成长之道、成功之道、成熟之道。

太极图的黑白比例是完全相等的，强调的是阴阳平衡的中庸之道，阴阳两极，同性相斥，异性相吸，排斥力和吸引力在总概率上是相等的，这是由宇宙磁场的均衡性决定的，阴阳数理相等才使万事万物千变万化而仍可和谐共存，不致毁灭或停止运转。凡事用中，是符合动态平衡必然性的处世方式和处事方法。

太极图的图案由四条曲线构成，没有一条直线，正中一条曲线与边框曲线组成一个大篆体"人"字。这个"人"顶天立地而又柔弱似水，象征"自强不息"与"与世无争"的对立统一，"承担"与"摆脱"的对立统一，表明了"践乎仁义"的意蕴。无论是个人成长还是团队成长，外因总是大于内因，因而曲折性总是不可避免的，"柔弱胜刚强"就是一种以曲求伸的生活艺术，柔则刚，曲则伸，"曲线""曲美"是走向成熟的线性逻辑。

太极图中设计了三个圆圈，两小一大，大圆圈包容了两个小圆圈。这是人类智慧的象征，凡事须三思而行，得三乃圆。事物的相对性使得事物内部存在的两极循着它们的惯性向着相反方向无限发散、延伸，当发展到涣散、无序，不能被原框架所容纳时，就必须扩大空间范围或延长时间跨度寻找二者都能兼容的平衡点、连接点或置换点来解决冲突，也就是找一个大圆来套两个小圆。这是圆融之道，又称"找三之道"。"二生三"之后，紧接着是"三生万物""气象万千"的崭新局面。

太极图中的阴阳两极是阳在上、阴在下，它是从人的视觉角度天在上、地在下和男女交媾男在上、女在下的具象中衍化出来的，对应《易经》中的首卦"咸"。一种解释是："咸"与"感"通，指人与人之间的爱与情感。"易以感为体"，情感乃是人类特有的精神财富，必须珍视。阳在上、阴在下同时也是"双向人生"的模型，人生愈是向上行方向进取、发展、开拓、扩张，愈是要向下行方向修养、积蓄、收敛、潜藏，内外双修、上下求索，才能良性发展、持续进步。以上两点，都属于因果论法则。

太极图中的阴阳两条鱼是充满动感、美感、乐感和幽默感、趣味感的活鱼，不是两条死鱼，这是"本体文化"在视觉形象上的表露。世间事物千差万别、千变万化，得道者活，失道者死，运用之妙，存乎一心。活鱼可以溯流而上，死鱼只能随波逐流。太极图的活鱼图谱所要昭示的是人类的自我关怀、终极关怀，是爱，是生生不息的美好意愿、积极态度和乐观展望。

总之，太极图涵盖了人类认识世界和改造世界的全部智慧，包括整体论、阴阳论、相对论、进化论、顺适论、平衡论、实践论、圆融论、因果论、本体论等，堪称一个智慧总集，因而备受爱因斯坦、罗素、汤因比、李约瑟、李政道等世界大师推崇，视为人类智慧之巅。当年国画大师张大千到西方向毕加索请教绘画线条问题，毕加索说："最好的线条在你们中国。"

在信息化时代，太极图所囊括的智慧，将为世界的和谐发展指示方向，但这有赖于我们对它积极探索、智慧解读和适时而用。

子定律二：因果进化律

宇宙从诞生起，就是一锅"因果汤"，万物都从这锅"因果汤"中孵化出来，万物都如锅中升起的气泡，看着升起，看着幻影破灭。

在关系宇宙中的一切进化都是由因果关系决定，谁都不能跳出因果关系之外而运动和进化。

因果进化是宇宙进化最基本的形式，也是最抽象的形式，这种进化最大的特征是具有广泛性。

因果进化主要体现为狭义和广义的共同进化或合作进化。在《失控》一书中汤普森教授在《互相影响和共同进化》一章中对"共同进化"做了一个正式定义："共同进化是互相影响的物种间交互的进化演变。"实际上共同进化更像一曲探戈。例如马利筋与黑脉金斑蝶肩并肩结成了一个单系统，互相影响共同进化。共同进化之路上的每一步都使这两个对手缠绕得更加密不可分，直到一方完全依赖于另一方的对抗，从而合二为一。生物化学家洛夫洛克就这种相拥状况写道："物种的进化与其所处环境的演变密不可分。这两个进程紧密结合，成为不可分割的单一进程。"

布兰德采用了"共同进化"这个术语，并创办了名为《共同进化季刊》的杂志，用于发表包罗万象的宏论——阐述相互适应、相互创造、同时编织成为整体系统的生物学、社会学和科技，等等。作为发刊词，布兰德撰写了共同进化的定义："进化就是不断适应环境以满足自身的需求。共同进化，是更全面的进化观点，就是不断适应环境以满足彼此的需求。"

共同进化之"共同"是指向未来的路标。尽管有人抱怨人际关系的地位在持续降低，现代人在生活中互相依赖的程度却日益增长，超过了以往任何时候。

自然界充斥着共同进化，每个有植物的角落都有寄生生物、共生生物在活动，时刻上演着难解难分的双人舞。生物学家普莱斯估计，今天物种的50%都是寄生生物（这个数字已经很陈旧了，而且应该在不断增长）。而最新的说法是：自然界半数生物都共生共进！

商业咨询师们常常警告其客户，切不可陷入依赖于某个单一客户或供应商的共生处境。但是，许多公司都是这么做的，他们所过的有利可图的日子，平均起来也并不比其他公司少。20世纪90年代，大企业之间的结盟大潮——尤其在信息和网络产业当中——是世界经济日益增长的共同进化的又一个侧面。与其吃掉对手或与之竞争，还不如结成同盟——共生共栖。

共生关系中的各方行为不必对称或对等。事实上，生物学家发现自然界几乎所有的共栖同盟在相互依存过程中都必然有一方受惠更多——这实际上暗示了某种寄生状态。尽管一方所得意味着另一方所失，但是从总体上来说双方都是受益者，因此契约继续生效。

布兰德在他那本名为《共同进化》的杂志里开始收集各种各样共同进化的故事。以下是一则自然界里最具说服力的结盟的实例：

墨西哥东部生长着各类金合欢属灌木和掠夺成性的蚂蚁，多数金合欢长有荆刺和苦味的叶子以及其他抵御贪婪世界伤害的防护措施，其中一种"巨刺金合欢（即牛角相思树）"学会了如何诱使一种蚂蚁为独占自己而杀死或驱赶其他的掠食者。诱饵渐渐囊括了可供蚂蚁居住的防水的漂亮巨刺、现成的蜜露泉和专为蚂蚁准备的食物——叶尖嫩苞。蚂蚁利益渐渐与合欢的利益相融合。蚂蚁学会了在刺里安家，日夜为金合欢巡逻放哨，攻击一切贪吃金合欢的生物，甚至剪除如藤萝、树苗之类可能遮挡住金合欢妈妈的入侵植物。金合欢不再依靠苦味的叶子、尖尖的刺或是其他保护措施，如今它的生存完全依赖于这种金合欢蚂蚁的保护；而蚁群离开金合欢也活不下去，它们组合起来就天下无敌。

第二章　气的三大关系进化——辩证进化＋因果进化＋层次进化

在进化过程中，生物的社会性与日俱增，共同进化的实例也愈来愈多。生物的社会行为越丰富，就越有可能形成互惠互利的关系。同样，我们构建的经济和物质世界越是相互影响、共同努力，我们越能见证到更多的共同进化的实例。人类进化的本质，非常像蜜蜂的本质。蜜蜂是不能单独生活的，一只蜜蜂被孤立起来就会死亡。人类亦是如此，人是社会性动物，每个人骨子里都有与外界发生关系、保持关系、优化关系的能力。

对于生命体而言，寄生行为本身就是一片安身立命的新天地。也正因此，我们发现寄生之上还有寄生。生态学家约翰·汤普森注意到"正如丰富的社会行为能够促进与其他物种的共生关系，某些共生关系也促成了新型社会行为的进化"。共同进化的真正含义是，共同进化孕育了共同进化。

共生并非只能成双成对。三个一组也可融合成一个渐进的、以共同进化方式连接的共生系统。整个群落也可共同进化。实际上，任何生物，只要能适应其周边生物，就可以在某种程度上起到间接的共同进化触媒的作用。

既然所有的生物都相互适应，就意味着同一生态系统内所有生物都能通过直接共生或间接相互影响的方式参与到一个共同进化的统一体里。共同进化的力量由一个生物流向它最亲密的邻居，然后以较弱一级的波状向周边扩散，直至波及所有生物。这样一来，地球家园中由亿万物种构成的松散网络就编结起来，成为不可拆分的共同进化体系，其组成部分会自发提升至某种不可捉摸的、稳定之非稳态的群集状态。

关系进化也可以称之为"协同进化"。

人从何而来？先有鸡还是先有蛋？这些关乎生命起源的问题一直是人们最渴望得到解答的问题之一。而科学家从来也没有停止过对这些问题答案的探寻。当今的主流科学界，普遍承认生命是由进化而来，进化的规则由达尔文进化论的适者生存原则为主导。但达尔文的进化论还远远称不上是一种完善的理论，对进化论的质疑也从来没有停止过。达尔文进化论存在的问题主要有：相关重要进化阶段的化石证据严重缺失；

无法解释一些物种大爆发现象；一些复杂器官，如眼睛的形成，很难用普通的自然选择机制来解释。进化论者如果故步自封于达尔文的进化论，显然是不合时宜的，而目前盛行的协同进化理论已经得到许多学者的认同。

协同进化论与普通进化论看问题的着眼点不同。在普通进化论中，一个物种往往被孤立地看待，环境以及其他相关物种被视为一成不变的背景。而协同进化论则强调不同的物种间在自然环境的相互作用下共同进化。运用协同进化的观点，普通进化论所面临的难题都可以得到相应的说明。如协同进化论认为，随着环境的变化，一些物种协同快速进化进而产生物种爆发现象是可能的，而这种短时间内的物种爆发也是化石缺失的原因。协同进化的动力同样是生物之间的竞争，但这种竞争所引发的结果却不是达尔文进化论中的机械进化观所描述的那样，而是生物物种间以整体的形式进行进化。

关系既然对于进化如此重要，那么它靠什么实现呢？

关系靠"连接"实现。一切关系体都是由一系列的"连接"来完成的。如一个茶杯的形成，是由基本材料按照一定的排列组合关系而生成的，具体到操作层面是由一系列分子连接而成的。没有连接，就不可能实现关系。因此，在关系宇宙中，存在和进化的唯一执行力是——连接，是连接主宰了关系宇宙中一切存在的全部命运，要想改变命运，只需要改变连接即可。改变是因，命运是果，改变因我而生，则命运由我而得。这就是说，在因果律面前，人类并不总是被动接受者，永远有主动发起、主动选择的机会！

六、互联网时代新世界观的三大基本特征

互联网时代新世界观=关系宇宙=共存+共享+共生

世界观是指我们如何观世界。认识世界、发展人生都得有一个模式

第二章 气的三大关系进化——辩证进化+因果进化+层次进化

或构架，否则，在动态多维的世界里，我们就无法思考。因此，世界观是认识的起点，是智慧的起点，是人生行为的起点。有怎样的世界观，就会有怎样的人生观。

互联网时代的新世界观——关系宇宙提出的核心观点自然是"关系"二字，在正文中首先会具体谈到什么是关系？宇宙中究竟有哪几种基本关系？各基本关系之间究竟有什么关系？如何建立有效关系？等等。

在此，重点讲讲我们如何看待世界的三个基本观点——共存关系、共享关系和共生关系。

先说共存关系：

由于受"斗争哲学"的影响，我们许多人都不希望别人过得好，甚至乐于祈祷或诅咒竞争对手当下死亡，而且死得毫无尊严。总之，有的人活着，就会使有的人不能活着，如希特勒之流就是这种人。当然，也有人活着，是为了更多人活得更好。

共存关系又分三层意思：

一是彼此都能在宇宙中存在。宇宙间有多少矿物质，有多少动植物，有多少人？都没有确切的数字，因为一切都在生，一切都在死。每样存在物都有自己的生命和死亡周期。在死亡之前，都共同存在于宇宙之间。

二是这种存在依存关系的存在。这世上没有无缘无故的存在，也没有独立的与外界不相干的存在。

三是这种依存关系之间有紧密逻辑关系，有直接因果关系。常言道，存在即合理。任何东西的存在，都的确有它的合理性。如艾滋病、癌症的存在，就有其合理性。使人致死的绝症并不是无缘无故产生的，而是有必然因果关系、有辩证对立关系、有层次进化关系。当艾滋病的条件成熟时，它就应运而生了。它对人类来说是一种反向的教育，类似于苦难教育，我们不是要提倡苦难教育，不是提倡"让艾滋病来得更猛烈些吧"，而是因为人类有时候由于局限而听不进正面的劝告，只有用鲜血做教材、用死亡做课本，我们在残酷的打击后才会长记性，才会引起高度重视，才会知道以后怎么做。

山中无老虎，就能养活更多的动植物，一旦出现大型肉食动物，许多小动物就难以生存。自从有了人类，无数的动物、植物种类都被灭掉了。人类和老虎一样，在行为方式上很难与某些更低级的存在共存，这也可以理解。很难理解的是人对人的残酷斗争性，居然和对待更低级的存在一样，这是天性吗？按照这种天性发展，人类很快就会自取灭亡。因此，要想人类不彼此整死，那就得划出人类彼此生存、生活的底线，确定彼此的人权，并受到法律保护。法律只是权宜之计，治根之方是开启全新的世界观。关系宇宙的提出，就是要首先确立共存的观念。

再说共享关系：

活着不是为了牺牲而获得名誉，更不是为了被人被文化奴役，活着的目的全在于活得快乐幸福。多少人上了竞争哲学、斗争哲学的当，一入红尘几十年，为了比较，为了永远无法到来的梦幻，付出了汗水、精力，临死之前才恍然大悟：苦苦追求名和利，名利永远在天际。

在关系宇宙中，一切资源都是可以共享的，每种资源都有助于人类彼此增进关系，实现彼此的幸福。目前，人类的许多痛苦无法解决，不是这个地球上没有资源，而是由于资源垄断，或不懂得发掘和利用资源，导致不能实现资源全球共享。要想出现资源合理配置的局面，首先要彻底全球化、市场化，不然，就难以共享。

一切存在都包括物质、信息和能量，在关系宇宙中存在与存在之间有共享关系，就是说万物彼此都可以直接或间接以某种方式利用对方已有的物质、信息和能量。这种共享是开放的，是针对一切存在的，而不是像某种特权只提供给自己或小部分人。这个世界不是缺少共享的资源，而是缺少对共享的认识。

我们为什么找不到资源、朋友、项目和资金？主要是由于我们持有分裂的世界观，持有十分局限的眼光看待这个分裂的世界。一睁开眼睛，看到的只有荆棘和悲伤，只有无奈和孤单。我们从小到大都在训练切割的世界观，我们看不到整体和希望。

现实是残酷的，许多人不愿意与人分享自己的优势资源。而且一听到有谁想打他的主意，就会千方百计阻止对方，"内耗"的结果是大大浪费了优势资源，增加了彼此的生存成本。

如果全球资源，如矿产、网络、教育、资金、人力、智力、文化等都不共享，那么，社会就会在封闭中走向死亡。因此，在当今信息扁平化时代，正确的做法是创造一系列的平台，发布各种资源信息，让全球资源流动起来、共享起来，这个社会才会富于活力与生机，才会向更高层次进化。

最后说共生关系：

这是提出关系宇宙的最终目的。任何理论都会带有功利性，我们之所以提出全新的世界观，就是想人与人、人与大自然、人与自己的身心灵都能彼此共同生存、共同和谐、共同尊重。

一切文化都是教人如何生的，中国文化如果只用一个字集中表达，那这个字就是——生。如儒家强调天生、仁生，道家强调道生、反生，佛家强调缘生、合生，医家强调养生、长生，心理学家强调乐生，社会学家强调优生，等等。《易经》就是一部教人如何在变化中求生存的——"生生之谓易，天地之大德曰生"。

所谓共生，就是彼此照应、彼此依靠、彼此帮助对方生活得更开心、更清爽、更幸福自由、更有尊严。人对生活生存的要求很高，人是追求尊严的动物，活着不仅仅为了吃饭，还要有尊严地活着，活得像个大写的人。

然而，人是世界上最难共生的动物。如夫妻就两个人，这世界上最小的团队，有的居然还会三天一小吵七天一大吵，有的还打打杀杀，轻则离婚分手，重则杀人判刑，更别说与父母、兄弟、亲人、朋友、同事、陌生人之间更为复杂的关系了。地球上有70多亿人，如何彼此相处是世界上最头痛的问题。

人为什么不能共生？

最根本的原因是基本观念不同。我们都是观点的奴隶，许多人无法接受不同阶层、不同肤色、不同能力、不同民族、不同地域、不同身份、不同学历、不同智力、不同口味、不同文化、不同角度的人。

最可怕的原因是我们都上了斗争哲学的当，是它给了我们一双分裂的眼睛，给了我们一张抱怨的嘴，给了我们一颗敌视的心，是它把我们的日子弄得一团糟，把我们的身子弄得疲惫不堪，把我们的内心弄得痛苦烦乱。

基于此，我们推出互联网时代的新世界观——关系宇宙，就是为了重建人类普适的核心基础观念，就是为了重塑正确的世界观。

把"共存、共享、共生"观念落实到起心动念中

现代社会的市场是一张网，你被网罗其中，只要你还吃饭，你就无法逃脱。在这张网中，重要的是搞清你的地位，正确评价自己的行为。不奢求，不放弃，有那么几分潇洒，有那么一些淡定。比如，你想买台车，买套房，作为消费者，你得考虑，你兜里有多少钱，买不买得起？能不能获得点贷款？寅吃卯粮，搞不搞得定，划不划得来？以及你买的是一个商品还是一笔资产、是消费还是投资？而作为生产者，你得考虑，你的收入多少？有没有提升的希望？你还有些什么能耐或资本可以利用？如此等等。

你是社会生产和消费中的一个节，许多这样大大小小、高高低低的节，就构造了社会那个链。你是无法摆脱那个链的，你若有能耐、有机会，你可能变成一个更大更高的节，却也同样无从摆脱那个链。比如你冒冒失失地买了房、买了车，你不做房奴、车奴，谁去做房奴、车奴？这还要运气好，如果来点什么危机、波浪，房没了，车没了，奴都做不了了，你还能幸福？幸福的要点是不做力不从心的事，做不做力不从心的事却取决于观念。所以，从根本上说是观念决定幸福。

在网络化时代，我们现在已不难知道，远在地球那面的加拿大人、美国人在说什么、干什么、甚至想什么；我们也坦然承认，产业链、销售链已互相渗透，你中有我、我中有你、一荣俱荣、一损俱损，相互的依从度已经很高；我们已不难发现，我们的知识和技术在相互了解，彼此接近，各有长短；我们也坦然承认，我们都是人，人与人不会有人与猪的区别。如果我们不觊觎邻家的花园，或窥视隔壁的小妹，如果我们不心怀恐惧，知道自己家里与别人家里有着相近的储备；如果我们无须

准备那么多的武器和不必要的奢靡，知道只有让邻居富足自己才能真的安享幸福，那么，我们便会走出困惑。

资本主义的伟大在于唤起了巨大的财富，而它的邪恶却在于侵占了本来应属于他人的财富。

人类要想拥有未来，那就得在"关系宇宙"的世界观指导下，把"共存、共享、共生"三位一体的观念，扎扎实实落实到我们每个人的起心动念之中去！

如果有了"共存、共享、共生"的观念，你就能从一粒米中看到大自然中的天空、阳光、白云、雨露、土壤、肥料、树木、山川、虫子等一切存在，没有天空，就不会有云彩；没有云彩，就不会有雨露；没有雨露就不会有稻子生根发芽开花结果。

如果你有"共存、共享、共生"的观念，就能从一粒米中看到农民、工人、军队、国家、领导、学校、学生、朋友、亲人、他人，等等。没有前人开垦土地，种子就没有地方播种；没有工人，就没有种子茁壮成长所需要的肥料；没有学校老师，就没有种子如何优生的技术；没有军队保家卫国，就不会有时间种下种子。

在关系宇宙中，一切都是"共存、共享、共生"的，一切存在都是为别的存在而刻意存在的——价值就是被"利用"。

最后我们坚信：人类的发展已到了一个新的临界点上，在面临现实的困境和转型的困难时期，人类必然会创造出全新的喜剧故事。因为任何一个巨大的悲剧中，一定蕴含着一个同样巨大的喜剧！

七、认识关系宇宙进化的中级方式：因果关系进化

（一）因果进化始于要素条件的积累
因果法与"外因时代"
今天，互联网、货币、市场、交通等已将全球紧紧联系在一起了，

我们已完全生活生存在一个全球互动的世界。但很遗憾的是，还没有一种全球化的思维体系来指导全球的公民，我们的世界观、人生观、事业观、生活观相对落后。

目前，全球的主流思想依然是竞争思维、斗争思维、分裂思维，依然是你弱我强你死我活的世界观，依然是万象彼此冲突矛盾的世界观。这种思想已经跟不上科技时代进步的步伐了，更别说指引人类走向光明和神圣。

今天，人类需要旗帜鲜明地举起和谐、开放、合作、共享的大旗，需要一个更贴近物质市场和精神幸福的世界。这个世界观既不是纯粹强调物质的世界观，也不是纯粹强调精神的世界观，而是充分体现"和谐互助"的世界观，我们找不到更合适的表达词，最后选择了新的世界观的名称为——关系宇宙。

在分裂时代，你拥有什么资源十分重要，那是你走向强大、走向成功卓越的硬件。而在全球一体化时代，你拥有什么资源并不重要，你欠缺什么，卓越要素并不能阻止你迅速卓越，你只要从广阔的外部世界对接调度，就能达成你的目标。我们今天都先后进入了外因时代，旧有的内因决定论已经过时了，旧有的一切分裂斗争智慧都已被淘汰。今天，要成功卓越，就得首先学习理解关系宇宙进化论及因果法、层次法。我们才刚刚打开全球化资源市场，仅这个关注外因就足够人类欣欣然忙上几十年。因果法的要素条件论简单直观无须借助任何工具，就能看出阴阳二分性的世界二元结构，在此基础上人们不难总结出认识世界的辩证法。但是，如果我们再仔细观察天地万物的具体组成结构，就会发现，万物都是由要素和条件组成的，而且绝大多数人、事、物都是由许多要素合成的。如人是由八大系统组成，由几百根骨头、众多血管及神经网络组成，而且在多个要素之间，大都是平级结构，是平等的，完全没必要强行分为对立冲突的两大阵容。

如椅子由腿、坐板、靠背组成，显然没必要强行用二分对立冲突法；一个单位下设九个分支机构，完全没必要用二分对立冲突法表达；一部手机由几百个零件组合而成，完全没必要对听众用阴阳二分理论表述，那样有点绕，不如直白表达是由多少个部件组成。

再如我想搞产品生产，我要考虑人、机、料、法、环等五个最基本的要素。人才有没有，没有从哪里来；机器设备从哪里来，进价是多少；原材料从哪里进最合算；单位制定什么样的战略发展愿景、制度和游戏规则，单位在什么样的地方建厂，当地政府是否有优惠政策扶持等许多具体事宜，而不是用二分斗争思维去思考。

又如我想成为一个著名作家，我就得首先思考五个最基本的问题，一是文字表达功底够不够；二是人生阅历有没有，无论是亲证的还是看来、听来的；三是有没有写作环境和生活费，如果没有基本生活费，也是坐不下来的；四是有没有坚持的意志力；五是有没有写作的丰富的想象力，一切极品都是天才构思的结果。因此，一个老师讲写作的基本要素，完全没必要用二分法表述，而要用三分法、四分法、五分法等去直白表达。

今天，追求成功和卓越有三步要走：

第一步，知道成功要素——无论生产什么产品；

第二步，准备成功要素——无论生产什么产品；

第三步，组合成功要素——无论生产什么产品。

对任何事情，只要一启动要素思维，解决问题的思路就会十分清晰。

知道成事的要素是前提；

准备或积累要素是重点；

组合或发挥要素是关键。

由此可知，成功最难的是准备要素，是积累、筹备成功的条件。

要素条件法，也就是因果法。

使用要素因果法在什么情况下能确保呢?

在充分必要条件下——必胜！

必要条件>充分条件——不胜；

必要条件=充分条件——险胜；

必要条件<充分条件——必胜。

正如要完成一件大事需要九个要素，如果我只具备三个，此事肯定不成，若具备了八个要素，很有可能成，若九个要素齐备，而且还有许多预备外援，得尽天时地利人和，此事必成。

要素欠缺怎么办？

一是自我准备，可以从量变开始，千里之行始于足下，充分开发自己的潜能，开发自己的德、意、智，尽一切可能做好该做的事，为实现目标准备充分的自我条件。

二是利用外因，向空间要潜力，向外界寻找自己尚欠缺的要素，或并购置换，或合作共享，想尽一切办法，做成一个拼盘，使充分条件等于或大于必要条件。

要素准备=自备+外连。

当今时代是一个网络化、信息化时代，不要什么要素都靠自己关上门来努力准备，忍辱负重、卧薪尝胆，完全可以向外寻求合作，缩短准备时间，节约准备成本，这样反而更有利于促成大事。

总之，一个人能走多远，不是看一个人的脚力有多好，而是看这个人在使用什么样的思维方式。思维方式决定了道路选择，决定了前面是畅通无阻还是寸步难行。

（二）从"二生一"的哲学到"多选一"的哲学

观点突破：在信息化、全球化环境下化外为内

葛剑雄教授说："如今讲中华民族的伟大复兴，首先说什么叫复兴，复兴就是重新兴盛，前提就是承认，曾经衰落过、曾经落后过，所以才叫复兴。如果一直在发展，有什么复兴不复兴呢？这是个前提。"

为什么中国传统文化，乃至中国国力，曾经衰落过？那就证明，中国传统文化，传统的知识体系，已经不适应变化了的现实。中国历史上曾经是一个农业社会，而中国的传统文化是适应农业社会的，等到农业社会发展到工业社会，发展到信息社会，那就要取其精华、去其糟粕。

通过对斗争哲学和因果合作哲学的比较，我们必须从斗争哲学的思维模式转化升级到因果合作的思维模式中来，必须从"一分为二"的思维模式中跳出来，必须引进"知多找一"的思维模式。需要做一些调整，需要变了有人会说：因果关系也是一种辩证关系，合作中也有斗争啊。不对。因果关系中包含了辩证关系，但不等同于斗争关系。因与果不存在相克，因可以"克"果，但是不能"克"因。协同合作过程中也有斗争但合作要化解的、要排斥的，正是斗争，因此因果法是排斥斗争性的。

因与果，这是两个有逻辑先后的东西，因在前，果在后。辩证关系与因果关系、层次关系，也是有先后关系的，即：

先有——因果关系存在；

再有——辩证关系发生；

后有——层次关系出现。

在信息化、全球化环境下，中国要承担起一个负责任的大国的使命，一定要善用因果法，学会要素分解，学会化外为内。

三个适应时代变化的新观点

今天，我们必须记住三个适应时代变化的新观点：

一是在战略层面上是外因大于内因；

二是在战术层面上是改"一分为二"为"知多找一"；

三是在理论基础上是强调"因果法"，弱化"斗争法"。

我们提出战略层面上外因大于内因，主题是倡导——开放。

今天，我们无论是当大领导还是要个人突破自我，第一要想到的是时代背景，是信息化、网络化时代，如果还封闭自我，就非上上策了。今天无论干什么，首先都得考虑，寻找外因、聚合外因、利用外因，促成自我突变。

在全球一体化时代，在商业环境突变时代，观念的进化速度超出人们的想象。商业实践反复证明，新的商业文明正在由红海血战、割据竞争的旧时代，走向寻求共生共赢策略的开放合作新时代。中国35年的经验证明，关上门是不可能发展的，唯有全方位开放、全方位解放思想，才能取得伟大进步。

科技的发展日新月异，互联网和各种国际平台的搭建，把这个世界紧密连成一体了。今天，无论干什么，首先必须有全局观、大局观、整体观，要有开放思想、要理解广义因果思想。否则，就百事不可为。

如今，许多卓越人士都在广泛地利用外因来成就内因。如张瑞敏追求"企业无边界、管理无领导、供应链无尺度"的开放生态系统就是成功范例。

唯有开放，才能全方位合作，才能迅速化外为内，集优直通。

利用外因有如下五大直接好处：

一是广泛实现全球合作；

二是引进强势资源；

三是网络化降低交易成本；

四是有全球化的广阔市场；

五是能快速实现突变。

说了这么多，就是要你记住：战略上，外因大于内因，要找外因，前提就是开放、开放、再开放，全方位开放。

我们提出在战术层面"知多找一"而弱化"一分为二"，主题是倡导——开发外因。

"二生三"是辩证法的生化方法，这个"二"是指万物内在对立的两极特质，如阴阳、正反、大小、高低、长短、好坏、对错、成败等，我们最习惯于这种对立矛盾思维，无论处理什么问题，都会习惯性地从对立面去思考。如此一来，就大大局限了我们解决问题的多种方案，就很容易又陷入斗争或恶性竞争。

"找多选一"的方法，是充分发挥外因、自主创新的卓越模式。

"一分为二"适应于开发自己，把自己的智力发挥到极限，而"找多选一"是寻找外因，将外部资源充分利用到极值。

太极生化思维本来是讲内部如何协作生出"三"的思维模式，但绝大多数人都把经念歪了，念成二选一而不是二生一，都记住了非此即彼、你错我对的冲突矛盾思维模式，这更是把太极辩证思维用到了绝境。这种冲突对立思维无处不在。如：

老板与员工、父母与孩子、老公与老婆、大股东与小股东、自由与保守、农村与城市、原告与被告、白人与黑人、买家与卖家、资本主义和社会主义、宗教与科学等。

这种从辩证法中以偏概全抽象出来的对立冲突模式已在大多数人大脑中根深蒂固，已运用到我们日常的学习、工作、交友、生活等各个方面了。正因为广泛运用，才给我们带来了灾难性的后果，而且自己还不知道。

宝洁公司在2000年陷入了内部创新的绝境，新的CEO决定利用外因，启用"找多选一"的方法，很快全球专家、学者、消费者等就发来无数创新的方法和建议，宝洁公司只要选择对自己有利的方案即可，于是很快解决了完全由内因导致的内部僵化的毛病。

今天，你无论有什么问题，首先要考虑的是外援、是外因、是外在无处不在的人力、物力、智力资源。

说来说去，我都在强调："一分为二"不如"找多选一"。

八、认识关系宇宙进化的高级方式：层次关系进化

（一）境界法是人类认识的最高层次

人的最高认识是追求境界和人所带来的优越感和自信，这既是人性的弱点，也是宇宙的"天命"，所有的真理都要适应这条基本原则，否则，就没有市场。人们想尽一切办法终其一生都在追求一种向上的超越同辈、同行、同学、同志、同人的优越感。

人不是追求名誉，而是为了显耀名誉；

人不是追求身份，而是为了显耀身份；

人不是追求权力，而是为了显耀权力；

人不是追求美女，而是为了显耀美女；

人不是追求LV包，而是为了显耀LV包；

人不是追求豪车，而是为了显耀豪车；

人不是追求私人飞机，而是追求显耀私人飞机。

物质，一切追求的物质，都只是一个符号、一个象征、一个证据、一个实在，其目的都是为了显示他精神、智力、品德的优越感。

追求权力、地位、金钱、美女、头衔、道德、责任等，都只是为了向上超越，是针对某个人某个团队某个国家的超越。

也就是说，人最大的终极需求只能是他人。

没有他人的"注目礼"，我的财富毫无意义；

没有他人的肯定尊重，我的人生毫无意义；

没有他人的捧场，我的努力毫无意义。

人类几千年来就这样自我折腾，就这样在没意义的世界强行虚拟出了一个意义世界，从此使我们有了运动的方向、动力和智力开发，有了做不完的事受不尽的比较性痛苦。

为了追求向上的超越，人们又分出了三种实现的方法：

低——第一种——斗争性竞争—战胜对手—显示优越；

中——第二种——合作性共生—赢得尊重—显示优越；

高——第三种——升级性超越—自我肯定—显示优越。

五大三粗的人，心地凶险的人，大都直接采取将战胜法消灭对手手法，没那么多话讲，不是你死就是我活，一个山头只能有一个主。人类几千年来所发生的无数次战争，大都可以归结为狗咬狗的战争，当然这不是说就没有正义战争了，有的，可惜太少，所以孟子有"春秋无义战"的说法。大家都是为了争夺土地、财富、人民、美女，谁又能比谁高尚多少！

在广泛斗争性阶段，人们使用的思想多是斗争法的博弈。但在和平年代，在长期的业务博弈和正义公平环境中的博弈中，斗争法不合时宜，于是只好升级认识，寻找别的方法。于是便找到了道德合作共生共赢法，以及境界超拔自得其乐法。

缺德斗争法——适应乱世+游击性+短期行为；

道德合作法——适应长期性+固定性+正义环境。

自拔境界法——适应智者+老者+曾经沧海者。

总之，目前的人类向上的追求，在使用方法应该由侧重斗争分裂消灭对手的斗争法思维转向侧重开放合作共赢分享互尊的因果法，当然悟性特高、历经大风大浪者最好是直接进化到使用境界超越法，追求终极的幸福和清净！

就如同道德修养领域的"随心所欲而不逾矩"的慎独境界一样，只有少数先哲经过终身追求才能达到，希望通过一种自我提升境界模式，实现人生之最高的境界是不现实的。

对大众来说，对主流社会来说，中国目前最适合使用的主要思维哲学是因果法，而不是继续使用斗争法。中国已进入和平发展的高峰期，接下来就是向强国发展，也许再等十年，中国就是世界上的超级强国了，那时，全球许多发展中国家向中国学什么？是学中国的传统文化？还是学中国从西方引进的改良的西方文化？还是学建立在中西基础上的自我创新的新文化新思想？另外，中国作为一个大国强国，是充当霸权主义角色还是充当协调合作的角色？这都得超前考虑。

我们认为，只有立即从以"谁战胜谁"为主线的斗争哲学迅速转型升级为以合作共赢为主线的因果条件思维，才不会引起全球恐慌和防范，才有利于中国主动承担起全球大国责任和义务，才会真正发挥大国强国引领人类走向和谐光明之路的作用。

（二）层次、境界与高度超越

人生就是要不断提升境界

在东方文化中，从分层角度来说最典型的代表就是境界论。从人生的发展进化的角度来说，就是要不断提升人生的境界。

超越有向宽度超越、向深度超越，但中国文化的精神最强调向上的高度超越。

境界论最强调由高看低自上而下地看待世界，这与科学强调的自下向上看世界刚好相反。境界论认为，每一个层次的境界有其内在的理性，低层次之境界是不能理解高层次之境界的，而高层次境界的人却可以理解低层次境界、超越并含摄低层次境界。

境界论还有如下特征：

越是低层，越接近存在的具体的物质性，越是向上发展，向更高层次发展，就越接近虚无静性，接近意识性和抽象性，而且越向高层意义越丰富。

如从原子、分子等无机物，到植物动物人类，每一更高层次的内容都更为丰富多彩。而且每提升一个层次，都会增加一些全新的东西。越是高层越意义丰富，反之越贫乏。

作为物质的人——意义最低；

作为心理的人——意义较高；

作为精神（心灵）的人——意义最高。

而且，越是高层，越有自由度，更能展示生命的快乐幸福自由和意义，而且越有创造性。

人、狗、石头都是由原子等诸多粒子构成，但人和狗、石头却有天壤之别。具体区别何在？在于狗是高于无机物层次的存在，人又是高于狗的更高一级的存在。几乎可以说，人与狗、石头的真正区别在于高度层次上的区别，而非横向的区别。层次的超越，必然涌现出全新的意义。

砖是由分子原子构成，但砖砌成佛堂之后，则是完全不同于砖本身的意义了。

现在我们知道，世界终极的超越是层次的超越。宽度超越、深度超越、长度超越、密度超越等，都只是为层级超越作铺垫而已。世界是层级进化的，从低层次看世界，世界是粒子的；从高层次看世界，世界是精神。机械运动只存在于低级的物质世界中，而高级的心理活动或意识活动如人的追求、信仰、意志等，都只能存在于更高的精神世界中，都只能用垂直意义才能解释。

人的进化显然不是指肉体的进化，而是指人的精神的垂直进化。

假如我们只生活在一个追求物质和肉体高潮的世界里，那是我们的悲哀。平面化、物质化的世界是机械的、世俗的、同质化的，人生显示不出活着的真正意义。只有活在垂直的进化世界里，人的特征才会展示出丰富性、多元性、异质性、创造性来。

作为人，不能每时每刻心里眼里都只有物质只有收益得失，应当以一种超拔的心境看待万物世界，要有一种审美的心境来看待宇宙中的一切存在，只有这样的人，才是真正的人，才是超越平庸彻底摆脱低级趣味的人，才是有高度自由、快乐和幸福的人，这样的人内心才会平静、放松，不为眼前外景所打扰，才能活得有品位有质量。

人生境界从何处修

人生境界只能从心上修。明朝大学者曹端说："事事都于心上做功夫，是入孔门的大路。"其实，"事事都于心上做功夫"，不只是入孔门的大路，入佛门、入老庄，乃至人世间安身立命和为人处世等门，都要从心上修。

夫心者，一身之主，百神之帅。静则生慧，动则成昏。

向上的超越，一般有三层境界：

最低境界——看山只是山；

中间境界——看山不是山；

最高境界——看山还是山。

最低的境界，只能看见外相，看见山川树木的外壳，看不见山水含情，看不见旖旎风光；中间境界的人能将自我情感融入山水之中，在山水中添加了自己丰富的想象，可以寄物寓志吟诗作画了，但看见的却不是山水的真相，只是自己的幻觉；最高境界的人看见了山水的实相，能感受到河山的壮美，又超然山水之外而不沾滞，自然是可出可入了。

第三章

气化全息论——信息诊断+合作共生+遗传迭代

一、古老中医的信息诊断全息观，望而知之谓之神

古老而时尚的全息医学

中医的伟大，博大精深，居然在《黄帝内经》之前就发现了宇宙全息、生命全息和人体全息。不仅仅只发现了全息，而且还能娴熟地运用全息对宇宙进行预测，对人体进行诊断治病，就是在科技如此发达的今天，依然有许多地方没有搞懂中医全息的奥秘！

20世纪80年代，古老的中华大地上，诞生了《宇宙全息统一论》这一融自然科学、社会科学、思维科学和哲学为一体的新兴学科。特别是在医学中的应用更是令人注目。将全息论的诸多规律如宇宙全息律、生物全息律、时间全息律等应用到医疗实践中，结合现代及传统医学理论和全息生物学理论，构成了全息医学的框架。

什么叫全息呢？

比如一张照片，里面有一个人像，如果我们把这张照片切成两半，从任何一半中我们都能看到原先完整的人像，如果我们再把它撕成许多许多的碎片，我们仍能从每块小碎片中看到完整的影像。这样的照片就叫全息照片。

全息医学的研究不但具有重大的理论意义，而且具有极高的实用价值。该方法简便、易行、经济、安全、疗效高、副作用少。特别在药物带来毒副作用日益受到重视的今天，更具有现实意义。

1992年中国自然辩证法研究会、《医学与哲学》杂志社在广州中医药大学举办首届全国中西医学比较学术研讨会，大会上曾邦哲的论文《论中西结合全息医学人体结构模式》阐述了中医学的针灸全息现象是系统论的结构同型、同构和分形几何学的自相似现象，从而提出"神经—内分泌—免疫调控"功能整合（经络宽带效应是三体互动的混沌现象）与系统医学模型等，并认为分形几何和混沌理论等系统理论在生命

科学中的研究属于系统生物科学范畴。

大型生化仪器等检测血液或其他分泌物中的生化分子成分等，从而分析不同器官或组织的生理代谢与疾病等功能是另一类的"全息"概念，中医和西医的检验或诊断本质上都是以局部症状分析人体疾病变化；但是，系统医学还要考虑行为、环境通过神经内分泌、基因调控网络对组织器官相互关系等更深层次复杂系统的病理与药理作用等。

全息论的理论更广泛到全息摄影、系统同型性、分形几何和混沌理论等。全息生物学的全息胚是泛胚论，介于细胞与成体之间的概念，主要特征是形态和物质分布的结构同型性、自相似现象，生物全息律受到过分维几何的一定影响，更多是生物形态结构比较的进化论、胚胎发育比较的重演律的扩展而有一定局限。

什么是生物全息律？

生物全息律的"全息"一词，来源于激光全息技术，激光全息的"全息"是"信息全息"，而生物全息也是信息全息。

生物全息学说是研究生物体的部分与整体、局部与局部之间全息对应性，揭示相关部位有序的全息分布形式，每个独立相关部位都可以看作是一个全息胚，胚胎细胞处于低级并且功能相似而组成全息元。

什么是全息元？

全息元是指生物体具有一定形态和基本功能的结构单位，能反映整个机体的信息，且与其周围的部分有相对明显的边界。

全息元是生物体基本结构单位，全息元上的各个部位，都分别在整体或其他全息元上有各自的对应部分，各部分在全息元上的分布规律与各对应部位在整体上或其他全息元上的分布规律相同。在不同生物学特性的全息元上分布的结果在不同程度上成为整体信息的缩影，并且各全息元之间也在不同的程度上是相似的。功能相同的全息元之间，有着高度的全息相关度。

全息元之间在形态和结构上也是相似的，如两耳、两眼、两手等。在机体的全息元上的每一部位，与整体或其他全息元上所对应的部位的生理、病理、诊断、治疗、遗传等生物学特性相似程度较大，即每个全息元包含有机体全部信息。全息元上各反射信息区都可以反映特定整体部位的情况，机体每一组织器官在全息元上都有特定的信息反映区，每个全息元也是整个机体的有序排列的信息缩影。生物全息律是张颖清先生在研究穴位分布全息律的生物学意义时发现的，并进而发现生物具有新的统一性——泛胚性。

什么是生物的泛胚性？

低等生物的泛胚性决定了全息元与整体之间的全息对应性。在群体性十分明显的低等生物，组成群体的各个小个体通常具有发育成新整体的能力，即各个小个体都可看作一个胚胎，从而胚胎在群体个体中广泛存在着，这就称之为泛胚性。

显然，由这些胚胎将要发育成的将来的新整体的各个部位，在各个胚胎上都有各自的定位，这种定位随着胚胎的不同发育程度而具有不同的清晰度。所以，不同发育程度的胚胎就在不同程度上是将来新整体的缩影。而将来的新整体与现在的整体是相似的，小个体这样的胚胎在不同程度上也就是现在整体信息的缩影。小个体这样的全息元在不同程度上是整体信息的缩影。

在高等生物中，全息元在不同的程度上是整体的缩影，全息元之间在不同程度上是相似的。这样，每个全息元就是一个潜在的已向某个方向特化了的小个体或潜在的胚胎——潜胎。

什么是全息元的层次？

是由特化了的胚胎所处泛胚性层次决定，生物体是一个大系统，构成整体的全息元分属于不同的层次，大全息元中又包含了小全息元。如上肢可以看作一个大全息元，可以包含有手、前臂、上臂等不同层次的全息元。

生物学特性不完全相同的各部位的分布结果，使全息元在不同程度上成为整体信息缩影，亦即胚胎缩影，并且各个全息元之间也在不同程度上是相似的，这一规律称之为生物全息律。

第三章　气化全息论——信息诊断＋合作共生＋遗传迭代 | 123

全息医学的渊源和研究进展

1973年张颖清先生发现了第二掌骨侧全息穴位群，根据第二掌骨侧穴位群分布的规律，又在人体上发现了许多全息元，如人体长骨全息律、第五掌骨侧全息律、人体赤白肉际全息律等。

张颖清论述了生物体组成部分是处于某个发育阶段特化了的胚胎，论述全息胚存在依据，全息胚的理论和实践意义。并发明了生物全息诊疗仪，从而在临床中得到验证，证明人体的有独特功能的结构单位的全息特性。

20世纪初，Leon Vannier对虹膜进一步研究，于1923年发表了《论应用眼睛作各种疾病的诊断》，描述了机体各部分的病理状态、陈旧性损伤以及正在发生的功能紊乱在眼睛上都有异性的改变。后来Gaston Verdier经过对10万双眼睛的观察研究，由原来的30多个诊断点增加到目前每侧眼睛有160个反射区，它们分别与本半侧躯体的脏腑组织器官相对应，并编制了Vega氏虹膜分区表图，一直沿用至今。

耳部全息的真正兴起是在20世纪50年代，由法国的外科医生诺吉尔博士受一位民间医生的启发，经过6年的系统研究，并于1957年《德国针术杂志》3~8号发表"形如胚胎倒影式的耳穴分布图谱"，从此耳针全息疗法在德国推广开，并流传到世界各地。在1958年12期的《上海中医杂志》刊发了耳全息穴位分布图谱。

手掌全息在西方研究的也比较早，尤其是手掌皮纹全息研究。1788年迈纳发现皮纹排列模式没有两个人是完全相同的。

足部全息在16世纪中，阿当姆斯和阿塔提斯医生把中国古代的足底按摩介绍到欧洲。1917年，英国耳鼻喉医生菲特兹格拉德，提出了人体区带反射理论和人体反射区带图，在此基础上创立了足反射疗法，于1917年出版了《区域疗法》一书。分布了人体反射区域图，将人体纵向划分为10个区带，每个区带都是人体信息的缩影。菲特兹格拉德早在维也纳工作，结识了对中医学颇有研究的布雷斯勒博士，并继承他的中医学理论和经验，从中医经络系统里受到启发，晚年的菲特兹格拉德与其学生美国按摩医生英哈姆合作，一方面根据反射区带图绘出了足的反射区带，一方面根据剖析，将人体的各器官系统投射到足反射区带内，绘出人体足部全息图。

从此以后，足反射疗法正式应用于临床。菲特兹格拉德的科学发现引起了西方医学界人士的重视，与此同时，美国、英国、德国、瑞士、奥地利、苏联等国的学者相继发表了反射区疗法的论著，学者们以解剖学、神经生理学等基本医学理论为指导，总结临床经验，逐步形成了现在的足全息图。

在英国1978年成立了第一所反射区疗法学校，1984年成立英国反射学协会。

1989年5月举行第一次北美反射学代表会议，并成立北美反射学会。

1980年瑞士神父吴若石在中国台湾地区推广足部反射区健康法，并成立"国际若石健康研究会"。

1980年7月在日本东京举行足部反射区健康法的国际研讨会，联合国世界卫生组织执行委员会温贝尔格女士以观察员身份出席了会议，对足健法给予极大的支持和肯定。

人体"三段论"学说

不论是中医学或是西医学的观点，人没有四肢仍然可以存活，但不能没有头、颈、躯干这三段。缺少任一段，生命都将终结，说明这三段在人体是相当重要的，同时这三段每段都可以作为一个独立的局部，这种局部三段是不可分离，即每一段都离不开另一段而存在，三段是相互依赖、互相协调、发挥各自的功能和作用，这就是人体存在"三段论"的依据。

头部是神经中枢，由大脑、小脑、中脑、脑桥和延髓组成，与脑相连的周围神经叫脑神经。大脑是指挥中枢，是接收信息和处理反馈信息的地方。

颈部是头部与躯干部联系的纽带，也是心脏向头部供血的必经之路，是人体的要塞，是信息传递的通路，也是营养物质上达大脑的桥梁。人体经络的手之阳经、足之阳经，及督脉、任脉、阴跷脉、阳跷脉、阴维脉、阳维脉都循经颈项部，所以，颈项是人体信息"高速公路"，也是营养物质上达大脑的运输管道，没有颈项就没有生命。

躯干段包括胸腹腔，在人体是五脏六腑的位置所在，是维持人体生命活动的动力和能源中心。五脏六腑相互协调发挥各自的作用，人体营养物质必经消化系统消化、吸收，通过心脏运输分布到人体的各个角落。通过肺提供足够的氧气，燃烧营养物质为机体提供能量。机体代谢的废物又经大肠、肾、膀胱、肺排出体外，所以胸腹腔是人体的机器运转的心脏所在，没有胸腹腔内的五脏六腑，机体生命也将从此终结。

从人体三段分布规律而发现，人体四肢也存在这种规律，如：人的手指是三段，人的手也是三段（指段、掌段、腕段），人的上肢又是三段（即手段、桡尺段、肱骨段）。人的足趾也是三段，足掌部也是三段（即趾段、跖骨段、跗骨段），下肢也是三段，即指足段、胫腓段、股骨段。由此说明人体的整体性与可分性，可分性中的信息完整性体现在再可分性里。人体的上肢、下肢单独作为一个全息元来说，它又包含着小全息元。

上肢是个大全息元，包含有手段、桡尺骨段、肱骨段全息元，而手段全息元又包含有指段、掌骨段、腕骨段全息元，指段全息元又包含有第一指节、第二指节、第三指节，下肢亦如此。

根据"三段论"，人体上肢的全息元单元就很好划分了，从肢体组织结构来划分其部位，同时存在着大全息包含小全息的问题，这个问题解决了、理解了，就可以解释临床上全息不对应或全息元上错倒信息反射区现象。

根据"三段论"，头、颈、躯干部是依次列，不能前后颠倒，即头部远离心脏的规律。就可以确定四肢上的全息元头穴应远离心脏，呈离心性分布规律。那么越靠近躯干的部位应为足穴。再根据张颖清先生的四肢长骨穴位分布全息律可以定位四肢的大全息元和小全息元上的穴位分布。

人体"三段论"也告诉我们，人体颈、胸、腹、四肢前为阴面，项、后背、四肢后属阳面，阴阳交界线为赤白肉际线。人体的长骨赤白肉际线的两头正好是骨端的头或隆起处,那么人体长骨赤白肉际线就以长骨端或隆起处的体表标志和骨性标志来定位。

穴位分布的全息律

1973年,张颖清先生发现了第二掌骨侧穴位群排布规律,经过研究发现,这一节肢恰像个人体的成比例的"缩小"。他把这一规律总结为:人体任何一个节肢——任何一个相对独立的部分都是这样微体系统,任何一节肢的新穴都遵循着第二掌骨侧相同的分布规律,这一规律即是穴位分布的全息律。

穴位分布的全息律穴名表达:是以穴位反映或治疗疾病的部位或器官组织部位来命名。在四肢,各节肢系统的远心端是头穴,近心端是足穴,头穴与足穴连线的中点是胃穴,胃穴与头穴连线的中点是肺穴,肺穴与胃穴间是肝穴,肺穴与头穴三等分点分别是颈穴和上肢穴。胃穴与足穴的中点是腰腹穴,胃穴与腰腹穴连线分三等分,从胃穴开始的中间的两个等分点依次是十二指肠穴和肾穴,在腰腹穴与足穴连线中心点是下腹穴,并且每相连的两节肢,总是对立的极连在一起。穴位的分布的全息性包含着丰富的内涵关系,这是全息穴位的特性,即全息穴位包含多个组织器官。

穴位分布在长骨上恰像人体在这个长骨上的缩影,即穴位排布规律是按照人体的组织器官的部位来确定的,并非都在一条直线上,而是立体分布的,不应只认准一点。如头穴位包含有耳,那么治疗耳病应在头穴的两侧,并不是在中间头穴点;大脑在头穴的稍上方,而咽在头穴的稍下方,眼和鼻在头穴的正中。其他穴位也是如此似人形立体分布,这就说明全息穴位的全息性和立体性、多功能性,既可反映疾病,也可在该穴位诊断治疗疾病。

全息穴位分布特点:

全息穴区定位是影响全息诊疗效果的关键因素,从目前全息医学理论来看,全息穴区定位比较乱,学者不易清晰掌握。比如手、足就有数种不同定位方法,没有任何权威部门和权威理论来评定哪一种科学客观，临床诊疗效果明显。本人根据生物全息律的观点，生理和病理上相关部位在人体分布的规律。探讨人体不同结构单位或节段都是处于某个不同发育阶段的特化了的全息胚，全息胚就包含着人体全部生命信息，不论生命是显性或隐性，有利于对各种全息单元的穴区定位达成共识。

人体全息穴区分布特点

一是点状全息元。

人体全息单元可能以一个"点"出现。

如八会穴，脏有病者可取脏之会穴章门，腑有病者可取腑之会穴中脘，气有病者可取气之会穴膻中，血有病者可取之会穴膈俞，筋有病者可取筋之会穴阳陵泉，脉有病者可取脉之会穴太渊，骨有病者可取骨之会穴大杼，髓有病者可取髓之会穴绝骨。其脏、腑、气、血、筋、脉、骨、髓都具有全息性，脏其实包括心、肺、肝、脾、肾，亦即五脏有病均可取章门穴，章门穴这个"点"就是一个全息单元。

再如合谷穴可以治疗头痛、齿痛、目赤肿痛、咽喉肿痛、失音、口眼歪斜、半身不遂、痄腮、疔疮、经闭、痛经等二十几种病症，由此说明合谷穴是一个全息性穴位。像合谷这样的穴位还很多。

总体上来说，某一个点能够治疗三种以上不同病理特性的疾病即可认为该"点"具有全息特性，这就是全息穴区定位的"点"特性。

二是线状全息元。

全息穴区呈线状分布是比较常见的一种表现形式。如人体十二经脉在四肢的分布，任、督二脉在胸腹和背腰部的分布，膀胱经在背腰骶部的分布，华佗夹脊，以及分布于四肢节段的赤白肉际线，第二、五掌骨侧线等都是线状分布。十二正经的每一条经上从肢体远端向心端分布着五输穴，五输穴又根据其不同特性分属五行，五行之间相生、相克，使每一条经穴上的五输穴具备相生相克特性，其五输穴治疗范围扩大，中医五行的全息特性，赋予了五输穴的全息特性，丰富了五输穴的功能，故每一条经都具有全息特性。督脉、华佗夹脊、膀胱经在背腰部的分布正对应着人体的五脏六腑等组织器官，具有同等全息特性。第二、五掌骨侧和人体四肢节段赤白肉际线符合生物全息律的特性。

三是面状全息元。

全息穴区呈面状分布更能形象地说明全息元是人体的投影，是特化了的全息胚。如面部、鼻部、舌部、眼部、耳部、头皮部、手部、足部等都可用全息胚形象的投影其上。

其穴区对应即可根据胚胎的姿势形态来分布，呈一一对应关系。其中耳是最形象的胚胎投影，在耳部根据对应关系就可以诊断治疗全身各种疾病。面状全息穴区比较直观，只要对胚胎的躯干、四肢、五脏六腑等组织器官的分布相对清晰，就可在面状全息元对应的位置上找到相对应的人体躯干、四肢、脏腑等组织器官的投影区。所以，面状全息元穴区分布比较有规律，部位相对稳定客观，易学易记，并且易于操作。

四是体状全息元。

从生物全息律的观点来看，在人体任一节段体都是一个全息胚或全息单元，在这个全息胚节段体上就会找到全息胚的投影区。任一节段体我们都应该把它看作一个胚胎状的人体，节段的阴面应为全息胚胎的阴面，节段的阳面应为全息胚胎的阳面。那么，在人体任一节段体就可投影全息胚的脏腑、躯干、四肢等组织器官。如颈段、指段、尺桡段、肱骨段、股骨段、胫腓段、趾段等都可作为一个独立的全息胚投影体。根据胚胎的姿势形态，把节段体看作一个胚胎；或者，把节段体看作是一个胚胎的缩影，这样一来，在节段体上的全息穴区的定位就一目了然。

五是大全息包括小全息。

大全息是指以我们的肢体组织而言，区域范围大，可以包容几个小全息单元；小全息即指单个的点、线、面、体。假若我们把上肢看作一个大的全息单元，其包括指、掌、腕、尺桡段、肱骨段，以及上肢的经穴全息线。为大全息单元定位穴区时就应考虑到大全息中的穴区可能是其所包含的小全息中的穴位，有时也会出现在小全息中的穴位是治疗甲种病的，在大全息相应位置上却可能治疗乙种病。这就要看其病变反映点是哪一种病先成显性，先暴露出来，这也是一个全息信息问题。所以在大全息上选穴应遵循先小（全息）后大（全息）选穴原则。

人体全息信息平衡对应特点

一是正信息对应。

正信息是指全息单元信息码排列秩序是与人体躯干信息直接对应，不出现倒错或逆信息的情况。即躯干信息是头上，颈中，胸腹腔在下的信息分布规律。而有些全息穴区的信息对应也应遵循头上，胸腹腔在下的规律。如头皮、鼻部、面部、舌部、颈部、任脉、督脉、华佗夹脊、背腰骶部膀胱经等都是正信息对应关系。大家也可以看出这些全息元有一个特点，即其都分布于躯干部，从这里也可以得出结论，躯干上的全息元的信息多为正信息对应。那么，我们在探索躯干上新的全息元时应注意信息不能颠倒。

二是逆信息对应。

逆信息是指全息单元的信息码排列秩序是与人体躯干信息相反对应。即全息元的头部信息在下，胸腹部信息在上的逆向排列秩序，正如胚胎在母体内孕育一样，头向下，是正胎位，否则，胎位不正，就会难产。人体有些全息元信息码排列秩序也遵循胚胎信息码排列秩序，如耳，掌，足，第二、第五掌骨侧，指段，尺桡段，肱骨段，胫腓段，股骨段，以及十二正经在四肢的分布等都是逆信息对应。这些全息元有一个共同的特点，就是这些组织器官肢节都呈远离躯干方向生长着，所以在这些部位研究全息单元时应考虑到信息倒错或逆向的问题。

三是点信息对应。

点信息即是以一个点作为信息对应关系，这个点可能是一个穴位，也可能是一个重要的部位。如合谷穴、足三里等是一个穴位；而眼部、巩膜、口部、脐部都是以一个点为中心，沿着周围排列，其信息呈环状分布。有的根据先天或后天八卦排列方位来定五脏六腑的位子，其原理来源于先后天八卦信息排列秩序上，八卦信息又对应于人体五脏六腑等组织器官。所以点的信息对应较为复杂，不易掌握。

人体全息不全的特点

一是全息穴区分布不全。

全息穴区在人体各部位的分布是根据生物全息律和全息胚理论来定位的，不可避免地出现全息穴区不全的问题。因为生物全息律和全息胚在穴区定位方面主要针对大的单一节段和组织器官，不同的全息单元穴位面大小差异太大，穴位名称笼统，信息量大，有时无法区别细微的差别。如有的图中标"头"穴，而头部的组织器官非常多、非常复杂，仅仅一个头穴无法表达头部组织器官的所有信息。由于全息穴区概念笼统，操作者有时无法进行有针对性的治疗，并且无法评定全息穴位的诊疗效果。

二是全息穴区功能不全。

尽管在人体找到很多全息元，在临床上是否所有全息元或全息穴区都有临床诊疗意义，事实并非如此，有很多全息元或全息穴区功能不全。不全有二：一是全息穴区一直处于隐性状态，即全息胚信息在此全息穴区不表达，所以在穴区治疗不一定有疗效。二是脏腑组合的生理病理疾病没有反映到某一全息元的穴位上，一直处于隐性而不表达的状态。故有时在某一全息元找不到疾病诊疗的指针。这就要求在诊疗时互相参详辨证，亦即全息元之间要对比，找出最敏感诊疗穴位，只有这样临床上才能达到最佳诊疗效果。

三是全息信息不全。

全息信息不全也是临床全息诊疗的一大特点，有些全息元从整体上来看信息是全的，但具体到全息元中的某一穴区，就不一定信息能全部显现表达出来。有的生理病理信息呈显性，有的生理病理信息呈隐性而不表达，没有表达的信息穴位在临床诊疗上就没有意义。

总之，全息元以及全息穴区的分布有一定规律可循，易学易记易掌握。只是要注意全息元以及全息穴位不是包医百病的良穴，而在临床应用全诊疗时要辨证施治，全息元之间要相互参详，在不同的全息元上寻找显性敏感诊疗穴位，只有这样才能提高临床全息诊疗技术。

全息医学诊断

目的：了解病情，清除人体垃圾。疾病所在即治疗部位。

人体是一个有机整体，局部的病变可以影响全身，内脏的病变可以从五官四肢体表各个方面反映出来，正如《丹溪心法》所说："欲知其内者，当以观乎外；诊于外者，所以知其内。盖有诸内者，必形诸外。"

所以通过望、闻、问、切四种方法可以从观察外在的表现来判断人体疾病的发生发展变化，全息诊断学就是通过望、闻、问、切对人体某一区域病理反应表现于外的征象，去了解对应整体部位的病理变化的学问，即通过某些局部异常变化察知整体的病理变化所在，从而制订相应的治疗措施。

全息医学诊断学包括多种诊断方法，除望、闻、问、切外，还有运用现代物理学原理的诊断仪如"穴位阻抗测定仪、耳穴探测仪"等，它们能提高诊断的准确率，所以在临床上应相互参照应用。

全息治疗是指在经络、穴位、全息元穴区给予一定刺激而治疗其对应整体部位的疾病。包括眼部全息疗法，鼻部全息疗法，耳部全息疗法，第二掌骨侧全息疗法，足部全息疗法等多种治疗方法。

（一）耳部全息诊法

现代耳全息把耳视为人体的缩影，耳郭就像一个头朝下、臀向上的倒蜷缩在母体子宫中的胎儿，其分布规律是：与头面部相对应的全息穴区在耳垂或耳垂邻近；与上肢相对应的全息穴区在耳舟，与躯干或下肢相对应的全息穴区在对耳轮和对耳轮上下脚；与内脏相对应的全息穴区集中在耳甲艇与耳甲腔；消化系统在耳轮脚周围环形排列，这些穴区与人体五脏六腑、四肢白骸、五官九窍一一对应，耳郭上包含了人体各部位的信息。当人体发生疾病时，常会在耳郭上出现阳性反应，如变色、丘疹、脱屑、压痛等，通过观察耳郭形态和色泽的变化能判断相应脏器的病理改变，可依此来诊断疾病。反之对耳廓全息穴区给予刺激，又可起到治疗相应脏器疾病的作用。

望耳诊病：通过观察耳穴的变色、变形、脱屑、丘疹、血管充盈、病理反应物等用以诊断疾病的一种方法,常用于各种急性病、慢性病的诊断,既可定位亦可定性。

(1)变色:阳性反应点的颜色与周围耳郭皮肤不同,呈红晕、暗红、白色、暗灰、深褐色等,呈点状、片状形式出现。

①红色:有鲜红、淡红、暗红之分。鲜红色多见于急症,痛症;淡红、暗红则见于疾病恢复期或病史较长,如急性腰痛可见腰肾区片状红晕。子宫颈炎伴白带症,可见三角窝有大片红色伴脱屑。

②白色:光泽发亮,片状苍白或中央白边缘红晕。多见于慢性疾病,如肾炎可在肾区有不规则片状红晕。

③暗灰色:如耳穴区皮肤呈暗灰色,压之褪色,常见于肿瘤。

④深褐色:常见于慢性病或病愈后耳穴区色素沉着反应。

(2)变形:相关耳穴区出现隆起、水肿、凹陷、硬结、皱褶等表现,常见于慢性病。

①隆起:常见于结节状,大小不一,高出皮肤,亦可见条索状。如结节状隆起,常见于各种头痛;条索状隆起,常见于肩背纤维炎。

②凹陷:可见点状、片状。如点状凹陷见于耳鸣,片状凹陷见于胃、十二指肠溃疡等。

③粗糙不平、皱褶:多见于皮肤病。

(3)丘疹:耳穴上出现高于皮肤的点状丘疹,常见于妇科疾病、急慢性肠炎、阑尾炎、便秘、胃炎、泌尿系统感染等。

(4)血管充盈:耳穴部血管反应,可见血管过于充盈、曲张,色泽可为鲜红色、暗紫红色等。如扇状血管扩张,见于消化性溃疡,腰腿痛;呈鲜红色见于急性病、痛症;暗紫色为疾病恢复期;血管充盈扩张中间呈条段状中断,见于冠心病。

(5)脱屑:白色糠皮样脱屑,擦之不易去除。如三角窝脱屑多见于妇科炎症、白带症,面部脱屑多见于皮肤病。

耳穴压痛诊病:选用直径1.5毫米的探棒作为点压耳穴的工具,用点压法在耳穴相应部位上逐个以相同的压力和时间进行按压,同时比较各穴区的压痛敏感程度,耳穴压痛点在疾病发生后即形成,病情愈重,反应愈灵敏，临床上以急性炎症、疼痛性疾病压痛反应最为明显，病情好转痛点随之减轻或消失。

耳穴电测仪诊病：是用电测定耳穴皮肤电阻，当人体躯体、内脏器官患病时，与疾病相关的耳穴上电阻值明显降低，与疾病有关的良导点和正常耳郭部位有明显的差异电测诊法就是借助仪器获取全息穴位对人体病理信息的反应，把异常的病理信息转化为声、光、数字等方式显示，借以诊断疾病。

（二）足部全息诊法

足是人体的一个相对独立部分、是整体的缩影，足也具有与人体全息对应的穴位系统。

人体的各部位器官在足部都有各自的反射区，如果将人体从中线分为左右两部分，双足合并在一起的中线即与人体从鼻尖到脐部所连中线相互对应。中线左右内侧缘的位置对应人体脊椎，外侧缘对应人体上、下肢；脚趾部分相当于人体头颈部，前脚掌部分对应人体胸腔和上腹部，足心相当于人体下腹部，双足跟相当于人体的臀部。

即足内反射区对应人体脊椎及盆腔器官，足外反射区对应人体肢体及盆腔器官，足底反射区对应人体脏腑器官，足背反射区对应人体面部组织器官。

首先，望足诊病。

（1）望足局部皮肤颜色的改变

①红色：若在足全息反射穴区发现异常红色，多属对应组织器官有炎症，淡红色为新病；暗红色为慢性炎症。

②黄色：若在足全息反射穴区发现黄色，多为脾胃虚弱，或疲劳过度，或湿热内停。

③青紫色：若在足全息反射穴区发现青紫色，多属相应脏腑组织受寒所致寒性疾病或阳气亏虚，或经络不通、气血阻滞，或体内有瘀血。

④白色：若在足全息反射穴区呈白色，多属相应脏腑组织气虚，或阳气虚弱，或血虚精亏。

（2）足局部组织形态学改变

足部组织形态学的改变，如皲裂、龟裂、趾间疣、鸡眼、静脉瘤、瘢痕等变化，可以根据其所在部位，诊断相关脏腑组织有疾病。皲裂、龟裂多为供血不足，津液不能布达四末，说明相应脏腑组织功能活动障碍，水谷津液运化失常。趾间疣、鸡眼、静脉瘤、瘢痕说明相应组织器官潜在有机能障碍，或有慢性炎症所形成之痕迹。

其次，闻足诊病：嗅足气味是在没泡足之前，若足有辛臭味者，多为肺病；若足有恶臭者，多为消化系统疾病；若足有酸臭味者，多为肝胆疾病；若足有咸臭味者，多为泌尿系统或妇科疾病；若足有谷气味为脾胃旺盛，谷气外溢布达四末的表现。足部有异味是说明体内的废物正在向外排泄，也即说明脏腑功能较差，或患者体内相应脏腑存在疾病，不能把代谢废物从正常通道排泄出去，足位于人体最低部位，所以从足部排泄出去，其实足成了脏腑功能的代偿，长期有足异味者，即说明患者代谢补偿，代谢废物及时从足排出体外，所以足怪味的患者得病概率较小。

再次，有痛无痛触诊。

有痛诊断：触诊分为有痛诊断和无痛诊断。触诊只有在病人的双足上反复实践，才会体现出不同的反射区有不同的手下感觉，有些感觉是正常的，而并不是所有的疼痛都是病理性的，所有的手下感觉都是疾病的反映。所以只有长期进行足部临床按摩，才能悟出手下感觉到底是哪种情况，并可根据疾病的性质、病变的程度、时间的长短而体会不同的手感，用不同的手感去诊断疾病。

疼痛的性质：在对足部全息反射区进行刺激时，患者某一反射区是一种钝痛，说明脏器或组织可能有慢性炎症，或慢性损伤，或虚证。

若患者某一反射区是一种刺痛，说明脏器或组织可能有急性炎症，或急性损伤，或血瘀，或经络不通，或神经紧张，或病情较严重所致，是新病，是实证。若患者某一反射区是一种胀痛，说明脏器或组织可能有气滞血阻、经络不畅、肝气郁结，水湿内停，或劳损，或慢性损伤。

无痛诊断：组织器官会有不同的反应特点。

在足部全息反射区进行检查诊断时，要特别注重双足反射区上出现的异常现象。除反射区按压后的压痛反应之外，要着重触摸反射区组织异常情况。如：全息反射区出现的颗粒感、块状感、丝状物、条索状感、凸起，以及局部组织变硬、肿胀是否有抵触感，组织是否空虚感或是凹陷，局部组织温度有无过低，等等。

在进行触摸反射区时，不要完全以反射区痛与不痛来判断其相对应组织器官有无病理变化，反射区没有压痛反应，也不能说明某人周身无疾病。主要是靠手感，在恰当的力度下，用手指指腹、指间关节去实施对反射区的触摸，细心体会反射区的皮肤、皮下组织产生的组织变异，进而做出判断。

不同性质的脏腑组织器官在全息反射区的病理变化是不同的，触到的感觉也不同。根据不同的感觉，不同的反应来诊断其所反映的疾病。一般来说，人体器官中空腔脏器的器官其手下的感觉是颗粒感、砂粒状、条索状，比较容易感觉诊断。比如：患慢性肠炎、胃炎、结肠炎等，在其双足肠、胃、结肠反射区触摸时，即可感觉到有明显沙粒感，或颗粒感。触诊为诊断肠、胃的疾病提供了可靠的依据。

人体实质性器官在足部反射区上的反应是局部组织失去了正常组织的柔软、弹性，而表现为僵硬，或有条索状物、丝状物，或有块状物，如呼吸系统、泌尿系统、生殖系统、平衡器官、肝脏、心脏等反射区，手下的感觉即是这种感觉。

骨骼方面的病变在足部反射区上的表现是僵硬、凸起、沙粒样感觉。如脊柱骨质增生在相应的反射区可以触及凸起，或僵硬，或沙粒样感觉。

软组织损伤方面的病变在足部反射区上的表现是僵硬、条索状物、丝状物，或有颗粒状感觉。如腰肌劳损在足腰椎反射区就有僵硬，或条索状物，或丝状物，或有颗粒状感觉。

由病理表现推断病性、病程

根据不同的感觉来推断病性、病程长短，手感的不同又依据病人患病的部位、患病的性质（是功能性还是器质性）、患病时间的长短，以及区别脏腑组织不同。比如：对糖尿病人的诊断，病人血糖浓度高低不一样，患病时间长短不一样，有反射区上的组织变异也不一样。患糖尿病病程较长的人，其相对应的胰脏反射区可触摸到明显的丝状物，或条索状物。有时在胰脏反射区触摸时并无丝状物，或条索状物的感觉，可病人的血糖浓度却超过正常值，这在中老年人隐性糖尿病人中多见。这时，要检查关联反射区（胸椎反射区、十二指肠反射区、脾等）有无病理性反应物来进行辅助诊断，同时还要结合其他诊断，这样才能得出正确的诊断。

无痛诊断方法完全是临床实践经验积累的结晶，它是在有痛诊断的基础上，结合各病变组织器官相对应的全息反射区产生的病理性组织滞留物的多少、大小、深浅。通过手感而总结出来的一种具有全息医学特色的诊断方法。其中的奥秘就在于按摩脚的实践中区别反射区的皮肤、皮下组织、足肌肉、足肌腱、足骨骼的正常情况与病理异常表现，反复比较，左右对比，这样就可得出正确的结论。故无痛诊断是一种对按摩者要求较高的诊断方法。

足部全息反射区诊断法，是通过望、闻、问、触四诊综合来推断疾病的发生、发展、转归，推断病变部位，而这一部位又是诊断疾病的重要依据。足部全息反射区诊断法，甚至可以提前反映疾病的发生，为预防疾病的发生做好保健工作。足部全息反射区诊断法具有简便、迅速、准确等优点。这种疗法的诊断只认器官组织不认病名，也就是说一望一摸虽能指出病变的组织器官，但不能准确分辨病变组织器官的病因、病性，因而这种诊断有它的局限性，在临床上一定要四诊合参才能准确判断病情。

耳观全身病，中医思维中的小菜一碟，这种耳与人体全息，也被国外医务工作者重视。诺吉尔博士，法国的外科医生，在1957年在《德国针术杂志》3—8号发表"形如胚胎倒影式的耳穴分布图谱"，从此耳针全息疗法在德国推而广之，流传到世界各地。

手掌诊病，神秘兮兮的样子，这种全息应用在西方研究得也比较早。1892年，戈尔顿出版了《指印》一书，发现皮肤纹理发育的遗传学证据，并发现，没有任何两人拥有完全相同的手纹。

足部诊疗，早已成为现代医学的一部分。这种全息思想，在16世纪中，由阿当姆斯和阿塔提斯，把中医古代的足底按摩介绍到欧洲。1917年，英国医生菲特兹格拉德，在中医足疗法的基础上，创立了自己独特的"足反射疗法"，并出版论著《区域疗法》。

生命全息，一颗闪烁着全人类共同创造智慧的明珠，反映着世界人民惊人相似的先智先觉与创造才能，历史悠久，朴实无华。只有中国的张颖清，将它完善并发挥得淋漓尽致，并收获了生物全息科学中最伟大的辉煌。

二、全息互动合作，头痛医脚，一沙一世界

头痛医脚，点按足部穴位缓解头痛

世界上所有的事物都是相互联系的，我们也经常说"头痛医脚"，当我们遇到头痛的情况，并不一定要从头部入手，我们可以从脚上下功夫。脚上有很多的经络、穴位，对于改善头疼有着很好的作用，下面就为大家介绍一下头痛是如何医脚的。

人体足部有三阴、三阳、阴跷脉、阳跷脉等多条经络，根据《灵枢·始终》篇"病在头，取之足"的取穴原则，头面部的各种疼痛可由点按足部不同的穴位来缓解。

头痛：金门穴——足外侧部，从外踝前缘直下，骰骨下缘处。此穴有补阳益气、疏泄水湿的作用，适用于全身气血虚弱，因疲乏、失眠等诱发的头痛。

偏头痛：足窍阴穴——足第4趾末节外侧，趾甲旁0.1寸处。有清热泻火、通经活络的作用，适用于偏头痛伴头胀、口苦等症。

三叉神经痛：内庭穴——足部2、3趾间缝纹端。有疏经祛风、清热

利气、镇惊安神的作用,能够提高痛阈,安抚情绪,缓解三叉神经痛的急性发作。

目痛:束骨穴——在足外侧,足小趾本节(第5跖趾关节)的后方,赤白肉际处。有通经活络、清头明目的作用,适用于眼目红赤疼痛。

牙痛:女膝穴——位于足后跟,跟骨中央,当跟腱附着部下缘处。有较强的消炎作用,能够上病下治,引火归原,从而治疗牙痛。

咽痛:太溪——足内踝尖与跟腱之间的凹陷处。有清热消肿的作用,适用于咽喉部红肿干痛。

以上各穴位点按时要力道均匀,以有酸麻胀重感为宜,每穴点按10分钟,1日2次。

看了以上的介绍,相信大家对于头痛医脚有了深入的了解,脚上有很多的穴位,对足底进行按摩保健,可以有效地改善头痛症状!

所有全息元都可以互通信息,合作共赢

1982年,一件惊人的事发生了。在巴黎大学的一个物理实验室里,科学家发现,在特定的情况下,如果我们把基本粒子——比如说把电子——同时向相反的方向发射,它们在运动的时候能够彼此互通信息!不管彼此之间的距离多么遥远,不管它们是相隔10厘米还是10亿公里远,它们似乎总是知道相对方的同伴的运动方式,这体现在当一方受到干扰而改变运动方向时,其同伴也会同时改变方向。这个现象的古怪之处在于,它们之间的通信联系几乎不需要时间间隔,这违反了爱因斯坦的理论:没有任何通信速度能够超过光速,因为一旦超过了光速,就等于是能够打破时间的界限。被我们认为"无生命"的电子竟然也会在距离如此遥远时互通声气,一起运作,这实在像个令人难以置信的幻觉。

这个骇人的现象使很多物理学家着迷,他们都试图用复杂的方法来解释这个现象。但是饮誉当代的美国量子物理学家和科学思想家戴维·玻姆抛出了一个大胆却十分直接、简单的想法:此发现意味着客观现实并不存在,尽管宇宙看起来具体而坚实,但其实它只是一个幻象,是一张巨大而细节丰富的全息摄影相片!

玻姆如果不是疯子,那么就是个思想革命家!一个伟大的、对现实世界的新观点往往就是在这样看似"妄想"的假设中诞生的。

那么,玻姆凭什么做出如此惊人的假设?就让我们放弃一切成见,谦逊地在事实面前安静坐下,跟着无垠的自然走,否则我们将永远学不到东西。

首先我们得了解什么是全息相片。这是一种用激光做出的三维立体摄影相片,它在显示形象方面有独特优点,全息照的"像"不是物体的"形象",而是物体的光波。即使物体已经不存在了,但只要照亮这个相片,就能使原始物体"再现"。和普通照相术不同,全息相片贮备着大量的信息,可以一一显现,所以有"一张全息相片的价值等于一千张普通相片"之说。

影像的立体感不是全息唯一的特殊之处,更神奇的是,全息相片每一小部分都包含着整个相片的完整影像。如果我们把一朵玫瑰的全息相片分割成两半,会发现每一半都有整个玫瑰的影像。如果我们把这一半再分为两半,然后再分下去,每一小块相片中都会包含着一个较小的、但是完整的原来影像。只不过这越分越小的相片,其影像逐渐模糊而已。

这种"整体包含于部分中"的观点颇值得玩味。从前,我们总认为要了解任何事物和现象,不论是一根筷子还是一片麦田,最好的方式就是把它们分解开,从而研究它们的每个组成部分。但全息理论告诉我们,如果把某个由全息相片式结构组成的事物"解剖"开来,我们不会得到部分,而会得到较小的整体。

事实上,全息理论为我们观察世界引出了一个新的视角,经历一番思考,你会发现,原来我们生活的这个世界竟是这样的:世界的每个局部似乎都包含了整个世界!例如,将一根磁棒折成几段,每个棒段的南北极特性依然不变,每个小段是它原来整根棒的全息缩影,是整根棒的成比例缩小。再如,一面镜子碎了以后,每一面小的镜片仍然能够被当成镜子使用，每一块镜子的碎片也可以看成整面镜子的全息缩影。

而我们身体里面的每一个细胞都是整个身体的全息。人的受精卵和它发育成的各种细胞相比较，其DNA是相同的。人体的每一个细胞都包含了这个人全部的遗传信息，所以克隆技术才可以利用一个细胞复制出一个人来。

全息理论给玻姆带来了灵感，也使他有勇气相信：基本粒子能够彼此保持联系，而不管它们之间的距离多远，不是因为它们之间来回发射的信号有多么"神秘"，而是因为它们的分离是一种幻象！在现实下面更深的层次里，这样的粒子并不是分离的两个单独的个体，而是某种更大整体的两个部分。

这是什么意思呢？某一天你来到海洋馆，在容纳了千姿百态的鱼儿的庞大玻璃水箱面前，你驻足观赏，可以一览无余地观看整个水箱里鱼儿的情况。但是现在扫一下你的兴，工作人员把玻璃外面全都罩上铁皮，只是在两个不同的侧面分别开一个小孔。好了，透过这两个小孔你再观察那条离你很近的大家伙，比如一条正在悠然自得游动着的硕大的鲨鱼，你会有什么样的体验？一个孔里，你看到了一条黑色的尾巴，另外那个孔里，你看到的可能是白色的腹部。它们都在移动，但是这两个移动状态在方向和速度上都有着某种协调和默契——当黑色尾巴摆动时，白色腹部也做出了相应的动作；反之亦然。

当鲨鱼游得足够远的时候，它变成一条小鱼，这时从一个孔里你看到水平游动，另一个孔呢？可能是垂直游动。有一点值得提醒：你可是在没有先前那些暗示的前提下进行观察的，那么很明显，你一定会认为这是毫不相关的两个个体。但是当你继续注视这似乎不同的"两条"鱼时，你会越发觉察到两者之间有特定的关系。当"一条鲨鱼"转身时，"另一条"也会做出相应动作；当"一条"面对前方时，"另一条"总是面对侧方。这回你要下结论了：这"两条"鱼一定是在互相沟通传讯，所以才做相对应的运动。

但事实显然并非如此，这"两条"鱼其实只是一条鱼的两个部分。

回到那个令人费解的实验结果上，类比一下，基本粒子之间出现超光速联系的情况也就容易想象了，那其实是在告诉我们：现实宇宙还有更深的层次是我们没有觉察到的，那可能是一种超过我们宇宙空间的更复杂的"超级宇宙"。

从那个"超级宇宙"里观看我们的宇宙，一切事物都是相互关联的，所有的基本粒子都不是分离的"独立部分"，而是更大整体的一个小片段。举例来说，你头发上的一个电子是连接到太阳表面的一个氢原子中的一个质子的，而它们又连接到所有北极熊的心脏、所有课本的纸张以及天上所有星辰的基本粒子……即使人类一直在努力分类处理宇宙中的种种现象，但事实上，一切的分类都是一种假象，宇宙万物就像是一块地毯上不同图案一样，是不可分的，万物皆为一体。

传统科学总是将某一系统的整体性看作是零件组成后相互运作的结果，而真正的事实却是，零件的行为由整体组织所操纵。与之相类似，我们宇宙中的基本粒子群并不是分散移动于虚空间，而是所有的粒子都属于一个"超级宇宙"，每个粒子都按照"超级宇宙"给定的各种程序不断运作。

爱因斯坦在他的相对论中提出空间与时间是不可分割的一个整体，他称为"空间—时间连续体"，这个理论震惊了全世界。现在，玻姆将这个理论又提高了一层，他说宇宙万物皆为连续体。外表看起来每一件东西都是分离的，然而每一件东西都是另一件东西的延伸。

看看你的手，再看看桌上的灯及脚边的狗，你和它们是由同样的粒子组成，"你就是它们"，不可分离。我们可以想象，一个庞大无比的东西伸展它无数的肢体创造了无数物体——原子、生命、海洋以及宇宙中闪亮的星座。

可惜的是，无论我们怎么努力，目前却没有能力一窥这个"超级宇宙"，就像有一层铁皮罩着这个超级空间似的。

全息论的核心思想是，宇宙是一个不可分割的、各部分之间紧密关联的整体，任何一个部分都包含整体的信息。全息理论很好地解释了超距作用的原理。为了便于理解，玻姆用"鱼缸里的鱼"来做比喻：

在一个长方体玻璃鱼缸中放进一条鱼，两台相互垂直的摄像机"观察"鱼的活动，图像直接在两台电视机上播放出来。在电视机里我们可以看到，"两"条鱼分别做着方向相反、速度相等的游动。如果其中一条鱼的状态改变了，另一条鱼的状态也立即随之改变。玻姆以此展开对超距作用的解释：两个同谋粒子应当被视为同一六维现实的两个不同的三维投影，在三维空间看来，二者没有相互接触，毫无因果关联，而实际情况是，两个粒子之间相互关联的方式，非常类似于上面所说的鱼的两个电视图像之间相互关联的方式。因此普遍地说，隐秩序必须被扩展到一个高维现实，这个高维原则上是不可分割的整体，其包含整个具有其全部场和粒子的整体宇宙。于是我们必须说，全运动在高维空间中卷入与展出，其维数实际上是无限的。

在玻姆所构想的宇宙的本体论图景中，宇宙真空的高维隐秩序被激发而展开和投影为三维物质世界的显秩序，而这种物质显秩序又不断卷入为宇宙真空中的隐秩序。

用简单的话说，就是我们肉眼直接可见的三维物质世界的独立个体，实际上是更高维整体的一个投映，我们由于不能理解更高维度的整体性而误以为我们所看到的一个个人或物是独立的个体。

David Bohn不仅用他的理论来解释量子跃迁与EPR关联等量子力学现象，而且用它来解释宇宙的演化和人类意识等一系列科学与哲学难题。事实上，玻姆本人在发明全息技术前已对佛教华严宗理论有着非常深的造诣，其全息理论正是《华严经》"于微尘中，悉见诸世界"一句的极好印证。

光学本身的更新发展：阿道尔夫·罗曼教授发明了使用计算机制作全息图，为光学信息处理找到了一种制作各种滤波器的方法，使光学信息处理进入了一个新时代。此种全息图又可应用于非球面等面型的透镜检测，他的计算全息理论也是当今光学一新领域——"二元光学"的基础。

一沙一宇宙，一叶一如来

如此多"虚幻"的想法，似乎科学家在一步一步地将我们推到一个思维的悬崖，逼我们相信：一切归结为"无"。宇宙岂能没有一点实实在在的东西？有，包含在宇宙当中的信息是确实存在的，无论是反映了宇宙背后的深层结构，还是这个幻影宇宙本身，描述整个宇宙都需要信息。

在宇宙中，从生命体到非生命体，时时处处都包含着整个宇宙的信息。英国诗人布莱克的诗句说："在一粒沙中，见到全世界；在一朵野花中，见到天堂；将无垠，握在掌中；见永恒，于一刹那。"科学家已经证明：一粒沙也许不能包含整个宇宙，但是一个平板显示器却有可能做到。也就是说，从信息的角度来讲，我们的宇宙已经不幸地"沦为"了一张全息画！

这种超级全息式的宇宙还包含了什么？任由你去想象，因为这是一个开放而无解答的问题。但是请你注意：当你执着于自己的身体感受、眼睛所见和大脑思考时，那种全息世界的深层次幻觉你是体验不到的，只有当你放下以往一切知识所带来的成见时，才能体验到全息的世界。这就是为什么那些神秘的修行者这么肯定他们所见到一切，而你未曾体验过这种感觉，你只会怀疑，或者觉得与自己无关。所以不要认为自己的眼睛和大脑就是绝对可靠的，现实可能并不是"真"的，真正的现实我们还没有找到，它被隐藏在更深层的世界里。

假设这种超级全息式的结构是宇宙一切事物的根源，至少它包括了过去和未来所有存在的基本粒子———一切物体和能量的所有可能组合，从铅笔到雨点、从树叶到剪刀。它可以被视为一种宇宙性的储藏库，包括了所有存在过的一切。玻姆说，我们不可能知道在这超级的全息结构中还隐藏了什么，但是他更大胆地说，也许这种超级全息式的结构只是一道"阶梯"，在它之上还有无穷的发展。

伟大的古罗马哲学家圣·奥古斯丁有一句名言："奇迹的发生，并不违反大自然的定律，只不过是违反了我们目前所知的大自然。"诠释了全息宇宙论。

1981年，美国的《读者文摘》上就登载过一篇介绍双胞胎心灵感应现象的文章，说有一对同卵双生姐妹，有一天的某个时刻，姐姐神思恍惚，感到像从空中坠落一样难受。不久，消息传来，原来那一时刻，她的妹妹正在大西洋上空遇难，她似乎奇怪地接收到了妹妹的信息！另外，美国有个妇女能感知失踪的人现在何处，据说曾多次帮助警察找到了失踪者和受害者。

以上这些就是人们所说的"心灵感应"，国外称之为"超心理现象"。究竟有没有心灵感应这回事？这是一个无论在中国还是外国都充满争议的问题。但从全息角度看，"心灵感应"是可以理解的。在全息理论里，从A点可以到达B点，无须经过任何时间和空间的跨度，这也可以解释科学家在心灵感应里从未捕捉到两个物体之间任何物质或能量的传递，看来，这是因为两点之间的交流根本不需要穿越实际时空。全息理论让我们可以斗胆认为，你、我、他、它的心灵，原本就是"一家"的，那么偶尔问候一下彼此，有什么不可以？

全息原理启示人们：我们经历的所有事情，都可以归结为粒子的变化，归结为粒子的频率和波动，大脑"翻译"这些波动，对它们进行加工、重建，成为一种立体的现实。并且，和全息相片的制作过程相似，记忆、思维不是分别记录在各个脑神经细胞中，而是以神经脉冲的图案横跨整个脑部，就像激光照射的图案遍布整个全息摄影的底片上。换句话说，大脑本身就是一个复杂的全息相片，而如果你一时想不起来某件事，那就像激光照射的角度不对，所以显现不出原来的像。

全息理论还启示我们，我们的宇宙，我们的世界，可能只不过是个幻影，联想到大脑如此独特的知觉模式，最为惊世骇俗的想法此刻在我们脑中萌动了——这个现实世界只是一种幻觉，而真正存在的只是一团"波动"的海洋，头脑只是从这团波动的海洋中取出部分的波动，然后转换成我们的感官知觉。我们大脑中关于这个世界的图像只是整个"波动"的海洋里的许多波动之一。

这让我们相信：超自然也很自然。

在这个宇宙中，个别的头脑实际上是一个大全息幻象的个别组成部分，其实一切都是相互连接的，"心灵感应"其实就是人的大脑进入了全息的层次。如果两个分离的人在更深的层面上是一个互相关联的整体，此人的意念能够传送到彼人的脑中，就不需要任何解释了。

如果我们所认为的现实只是一个幻象，那么我们就不能再说脑部产生意识，而是意识让我们认为我们有大脑，还有身体，以及环绕着我们四周的一切。甚至，也许我们的人生也只是很多幻境中的一场幻境，许多场梦其中的一场梦。

佛曰：一花一世界，一木一浮生，一草一天堂，一叶一如来，一沙一极乐，一方一净土，一笑一尘缘，一念一清静。在佛祖看来，每个人都是一朵花，每朵花都有自己的世界；每个人都是一片叶，每片叶都有自己的绿意。正视自己，正确地定位自己，我们都会有属于自己的一片幸福天堂。

在生命体内，各个全息元，都执行着各自的功能，表达着生命一部分功能。生命体，它作为最大整体，它整合了所有生命体内的全息元的功能，产生出最大生命运动，各个全息元，都是它的一个配件。

每一小整体全息元的潜能，都在大整体生命体的大环境下，受到约束。使每一全息元，都成了为完成大整体生命需要而必须牺牲个性的特殊部分。它们虽然都保留着原始精源遗传物质，都有潜在的形成新生命体的能力，但这种能力，在以集体主义为唯一强调的生命体大环境中，它仅仅是一个棋子，而不能是各行其是的主人。

各个小整体的全息元，与最大的整体的生命个体，也是全息对等。在生物学特性上，小的全息元每一部位，都能在大整体生命体上，找到对应关系。

综上所述，生命全息演化律，说明了由同源精源演化的生命体或每一相对独立的全息元，全息对应。部分与部分全息；部分与整体全息。这里的全息，可理解为，生物学特性分布的一一对应，它是信息层次上的全等，而不是物质层面上的全等。

三、中医全息遗传迭代，龙生龙，凤生凤，老鼠的儿子会打洞

真的是龙生龙凤生凤，老鼠的儿子会打洞吗？

最近在一本书上看见，美国有一项对纽约两个家庭历时200多年的统计。大意是，在200多年中，一位教师的家庭经历了5代人，总计有400多个子孙，全部都是社会的有用人才，子孙中出现了多位校长、一位副总统，一些科学家和教授等等。而同时期的一个酒鬼家庭，在200多年中也有5代人，也有400多个后代。但酒鬼的后代出现了300多个乞丐，100多个犯罪分子，其中数人被判死刑。总之，酒鬼的后代不是乞丐就是犯罪分子，没有一个好人。书上的结论是遗传导致后代成才或不成才。

这个信息使我长期无法平静。我想，遗传可能有一定影响。但更重要的是后代有没有良好的家庭教育环境和教育机会。酒鬼对子女疏于管教，并且树立了坏榜样，其子女肯定成长于恶劣的家庭环境，缺乏良好的教育机会。这就导致酒鬼的后代在社会上缺乏相应的生存能力，只好走上当乞丐或犯罪谋生的道路。也有人做过一项试验，将社会上的一些流浪儿童施加良好教育，这些儿童后来全部成为对社会有用之才。

因此，教育环境和教育机会才是最关键、最重要的因素。如果一个社会无法对社会边缘人进行积极的教育，为他们或她们提供教育环境，其结果必然是逼这些人走向乞讨或犯罪道路。这个统计也说明了孟母三迁的真正意义，如果父母无法为子女创造一个良好的家庭教育环境和外部教育环境，将对后代产生致命的后果。

可怕的遗传

故事一，生物学家酿苦果。

达尔文是19世纪英国伟大的生物学家，进化论的奠基人，但他的婚姻却是典型的近亲结婚，同时也是近亲结婚的受害者。

达尔文的妻子是他的表姐埃玛，埃玛是他舅舅的女儿。1839年1月两人结婚，婚后生了10个儿女，子女中不幸者为数众多。长子威廉无生育能力，次子乔治有神经质，爱谈论他人病痛，三子费朗西斯患精神抑郁症，四子伦纳德无生育能力，五子雷勒斯多病，一直处在母亲照料之下，六子小查理2岁时死亡，长女安妮10岁时患猩红热而死，次女玛丽出生后即死，三女亨利埃塔，无生育能力，四女伊丽莎白终身未嫁。

达尔文对这件事情感到非常困惑，因为他与埃玛都很健康，生理上没有缺陷，精神也正常，生下的孩子为什么会如此呢？直到晚年在研究植物进化过程中发现，异花授粉的个体比自花授粉的个体，结出的果实又大又多，而且自花授粉的个体非常容易被大自然淘汰。这时他才恍然大悟：大自然讨厌近亲婚姻，这也就是他与表姐婚姻的悲剧所在。

故事二，遗传学家的遗憾。

摩尔根是19世纪末20世纪初美国著名的遗传学家、人种学家、民族学家，同时也是基因连锁互换规律的发现者，他同样受到近亲结婚的困扰。

摩尔根毕生研究人种学和人类的早期婚姻、家庭生活，写出了《古代社会》一书，系统地论述了自有人类以来两性关系的发展，提出了"不得在氏族内部近亲通婚的根本法则"，并指出"没有血缘亲属关系的民族之间的婚姻，创造出在体质上和智力上都更加强健的人种"的科学论断，这与他自身的惨痛教训有关。青年时代的摩尔根和表妹玛丽相爱了，他们非常懂得血缘过近的人结婚如果生育子女的话，对子女不利，但堕入情网不能自拔，好像是存有侥幸，还是从反面印证自己研究的成果，与表妹玛丽结了婚。婚后生育了三名子女，儿子是个痴呆，两个女儿也因遗传后遗症死去。

以上两则都是有关近亲结婚的危害性的故事，可应用在"人类的遗传与优生"一节的教学中，作为近亲结婚危害性的证据，加强学生对近亲结婚危害性的认识，树立正确的婚姻观。

关于摩尔根近亲结婚的苦果，历史上没有什么异议。而达尔文近亲结婚的悲剧故事，虽然流传很广，但却有一些争议。如：有人说达尔文几个子女的夭折与近亲结婚无关,成人的子女智力不错,身心也健康,认为这个故事是一种误传。也许达尔文子女的夭折真与近亲结婚无关,成人子女的智力也确实很好,但对于幸存子女的身心健康问题,笔者无法证明孰是孰非,不能确定故事内容的真实性。但不管怎样,近亲结婚对后代危害性很大,已是科学家们的共识,这是一个不争的事实。

女王的隐痛

维多利亚女王是英国历史上声名显赫的君主。女王统治时期,在英国历史上被称为维多利亚时代。她在位的63年间,是英国最强盛的所谓"日不落帝国"时期。她"奉献"给中国的是一场史无前例的鸦片战争。

然而,这位有着"欧洲祖母"之称的女皇,却是一位最不幸的母亲。1840年2月,21岁的维多利亚女王和她的表哥(舅舅的次子)阿尔伯特结婚。他们青梅竹马,两情相悦,一共生下了9个孩子,四男五女。不幸的是,4个男孩中有3个都患有一种出血不止的疾病。这3位小王子都是两岁左右发病,不久就因此而夭折。所幸的是5位公主却都美丽健康,像她们的母亲一样聪明,于是不少国家的王子都前来求婚,他们都为能得到维多利亚女王的女儿而感到无上的光荣和自豪。这些公主先后嫁到了西班牙、俄国和欧洲的其他王室,但她们所生下的小王子也都患上了血友病。这件事把欧洲许多王室搅得惶恐不安,由于当时人们对这种疾病的原因尚不清楚,因此将之称为"皇室病",这件事成为女王一生中抹不掉的隐痛。

这也是一则有关近亲结婚的故事,但故事里所涉及的遗传结果与近亲结婚关系不大,用以说明近亲结婚的危害性,说服力不强。不过,血友病是一种典型的伴X染色体隐性遗传病,可穿插在伴性遗传章节中讲解,加深学生对伴性遗传特点的认识。

伴X染色体隐性遗传病的主要遗传特点是遗传基因通过女儿传递给外孙。维多利亚女王以将血友病带入欧洲王室而闻名,由于她的父系和母系祖先都没有血友病遗传史,因此科学家推测在维多利亚身上发生了基因突变而使她成为血友病基因携带者。维多利亚的儿女同欧洲各国王室进行联姻,将血友病传递给了欧洲许多王室家族。所以,维多利亚女王成了欧洲"皇室病"的始作俑者。

文学家的幽默

乔治·萧伯纳是英国现代杰出的现实主义戏剧作家,也是世界著名的擅长幽默与讽刺的语言大师,伊莎多拉·邓肯是现代伟大的舞蹈家、舞蹈艺术的伟大革新者、现代舞蹈的先驱。

关于萧伯纳与邓肯的一段有关遗传的故事,想必很多人都知道。据说邓肯被萧伯纳的才华所吸引,并且爱上了他,希望与他结成终身伴侣,就给萧伯纳写了一封洋溢着爱慕之心的情书,信中写道:"我希望能够与你结成幸福美满的夫妻,将来我们的孩子一定会像我的脸那么漂亮,像您的脑子那么聪明……"萧伯纳的回信十分风趣,他在信中写道:"万一我们的孩子像我的脸,像您的脑子,那该怎么办呢……"

这则故事涉及"两对"相对性状的遗传,可用自由组合规律来解释其遗传结果,应用在学习遗传规律的导言中,不仅可以吸引学生的注意力,同时还可以活跃课堂气氛、激发学生好奇心,为后面讲解遗传规律铺展道路。

不过,这只是一则幽默故事而已,我们不能以此断定邓肯是个有头无脑的人。其实,邓肯是一个集美丽、智慧于一身的才气过人的灵性女子,林语堂说她"不但是19世纪第一跳舞艺术家,并且是人格伟大而很有文学天才的奇女子""是现代艺术舞的开创者,是现代女子服装解放的先锋,是复兴希腊美术精神运动的努力者"。

总统的隐私

美国历史上第三任总统托马斯·杰斐逊,著名的《独立宣言》的起草者,关于他的一段绯闻流传了200年,直到1998年才有了较明晰的论断。

据传,1802年杰斐逊在丧偶后与黑人女管家海明斯有染,且有一私生子伊斯通。尽管当时舆论沸沸扬扬,但由于无法证明而不了了之,成为一桩200年的悬案。1998年,美国一个有名的分子遗传学实验室检查了有关人员Y染色体上的DNA序列,了断了这桩公案。

托马斯·杰斐逊总统与其夫人只生育一女,所以他的Y染色体无法传递下来。但是,研究人员收集了总统叔父两个儿子的5名男性后裔的Y染色体,这些Y染色体上的特征应该是同总统的Y染色体相同的,因为总统的Y染色体来自他的父亲,他的叔父同他父亲的Y染色体都是来自祖父,所以他叔父的男性后代的Y染色体就能代表总统的Y染色体。研究人员同时采集了海明斯与其丈夫生的大儿子的5名男性后裔的Y染色体。这两个家系的男性后裔的Y染色体上的DNA序列同伊斯通男性后裔的Y染色体比较,发现伊斯通男性后代的Y染色体上的特征序列与杰斐逊家系的相同,而不同于海明斯大儿子家系的Y染色体,由此明确无误地断定,伊斯通确是总统婚外情所生。

这是一则关于Y染色体遗传特点的故事,可应用在人的性别决定以及Y染色体上的基因的遗传规律的章节中,让学生加深对Y染色体上的基因传男不传女的遗传特点的理解。

真假公主之谜

1918年7月17日晚,末代沙皇尼古拉二世一家被苏维埃政府秘密枪决,谣传沙皇最小的女儿、17岁的安娜斯塔西娅幸存了下来并逃出苏联。此后有多人出来自称是安娜公主,其中最著名的是安娜·安德逊,1920年在德国就自称是安娜公主,直到1984年因肺炎死于美国,一直有许多人(包括沙皇在国外的亲友)相信她是安娜公主。一些专家也对此深信不疑,例如有一位著名人类学家在比较相貌之后,在法庭上作证:安娜·安德逊必定是安娜公主或其孪生子,笔迹专家则认为她的笔迹与安娜的相同。英格丽·褒曼主演的电影《真假公主》使这个故事家喻户晓,但是也有不少人认为安娜·安德逊是个演技高明的骗子,更有人调查出其真实身份是波兰工人弗兰基斯卡。

这个谜底终于在1994年揭晓,安娜·安德逊生前因动手术在医院留下了一节肠子作为病理标本，用它做了DNA鉴定，表明安娜·安德逊极其不可能是安娜公主，更可能是弗兰基斯卡。

这是一则关于DNA鉴定的故事，DNA鉴定主要是利用DNA分子的结构特性进行的，这一故事可穿插在有关DNA分子的结构及应用的章节中，使学生加深对DNA分子结构特性的理解。

DNA分子的结构特性主要表现为多样性和特异性。DNA分子是由数量不等的四种脱氧核苷酸，按一定的顺序排列组合而成的。四种脱氧核苷酸的排列顺序千变万化，构成了DNA分子的多样性。脱氧核苷酸对的特定的排列顺序，又构成了每一个DNA分子的特异性。DNA分子的多样性和特异性，决定了生物体的多样性和特异性。而生物是进化而来的，生物体之间都具有一定的亲缘关系，因此，不同生物体的DNA分子结构又具有一定的相似性。两个生物体亲缘关系越近，DNA分子结构的相似性就越大，反之越小。所以，根据DNA分子结构相似性的大小，可以确定两个生物体之间的亲缘关系状况，这就是DNA鉴定。DNA鉴定可用于亲子鉴定、案件侦破、灾难性事故调查中的死者身份鉴定等领域。对于一些历史人物，只要能够追踪其系谱，或者他留下了可以提取DNA的组织，同样可以做DNA鉴定。真假公主之谜的揭示就是一例。所以，在条件许可时，做DNA鉴定同样有助于一些历史谜团的澄清。

基因的胜利

2008年11月，奥巴马当选美国独立232年以来的第一任黑人总统，首先有美国经济动荡之因，也占尽了天时地利人和诸多因素，而从遗传基因来看，还可以有独特的解释：

一是拥有基因的多样性。

奥巴马的父亲出生在肯尼亚西部一个小村庄，母亲安·邓纳姆是来自美国肯萨斯州的白人。黑人父亲与白人母亲的结合，让奥巴马获得了基因的多样性。

二是远缘杂交优势突出。

在奥巴马身上，远缘基因让其明显获益。奥巴马身材匀称，是运动健将，长相英俊，仪态优雅，很显然，他吸收了其白人母亲的容貌和黑人父亲的身材等遗传特点。

三是远缘基因可获高端智商。

有人估计奥巴马的智商高达130。奥巴马的智商呈现高端现象，也主要归功于其遗传基因，白人母亲和黑人父亲的远血缘，给予了奥巴马一般人难以企及的高智商。

这是一则关于远缘杂交优势的故事，可用作近亲结婚危害性的反面例证，也可作为杂交优势的正面事例。

奥巴马的获胜有多方面的原因，这只是其中一方面的一种解释，看似有点牵强附会，但远缘杂交后代表现出的优势是不言而喻的。例如，就人类智商而言，有研究表明：人类的智商一般是在90~100之间，而犹太人的平均智商要高出20~30。犹太人高智商的一个因素，是犹太人近3000年来游走在世界各地，和当地人通婚，形成了远血缘杂交的优势，其基因获得了充分的多样性，因而他们的智商比一般人高。我国的一项测试统计表明：父母均是本地人的孩子，平均智商为102.45，父母是省内异地者平均智商是106.17，而隔省婚配所生子女的智商则高达109.35。

遗传

你是单眼皮还是双眼皮？尖下巴还是圆下巴？高鼻子还是塌鼻梁？对你的长相，你有没有留意观察过？也许你会说："我和爸爸一样是双眼皮，和妈妈一样是尖下巴！"你很漂亮，可是你有没有思考过你为什么有的地方像爸爸，有的地方像妈妈呢？想知道答案的话就跟着科学家孟德尔来阅读《遗传学的故事》吧，他会告诉你原因。

有一种遗传，我们永远消除不掉；有一种烙印，我们把它当作骄傲。

阿六的脚爱发热出汗，一出汗袜子就湿，还产生一股异味，令他十分苦恼。

阿六刚开始没有发现他的脚爱发热，因为从小他就打赤脚，他家穷，从小学到高中，无论上山捡柴割草，还是下田耕地，无论春夏秋冬。还是刮风下雨日晒雨淋,就连学校3000米赛跑,也是他打赤脚夺了冠军,那时还为自己的双脚而自豪。

上大学了,阿六穿上了袜子和鞋子。刚开始他只感觉到脚发热,接着是脚底有点湿,后来竟然有一股异味,同学们上课都害怕跟他坐在一起。阿六只好能不穿鞋就不穿,大家都叫他"赤脚大仙"。阿六暗暗下定决心,什么赤脚大仙,我也要穿皮鞋!

阿六大学毕业后留城,如愿以偿,他穿起皮鞋、打起领带上班了。但是因为工作的原因,阿六需要走很多路,尽管他用吸汗鞋垫,穿吸汗袜子、透气皮鞋,他的脚还是会发很多热、流很多汗。依然还是会产生异味。令阿六感到很尴尬、也很没面子。为此,阿六不得不买了一瓶法国香水,见重要客户的时候,喷上一喷。

苦恼的阿六甚至上医院做了一次全面体检。医院可做的检查项目他全做了。但所有的数据显示,未见异常,也就是说,没病。他问医生,那我的脚怎么一穿鞋就爱发热出汗呢?医生说,这是正常现象,就是出汗引起的,只是你比常人厉害一些罢了。

有一次,阿六意外地发现可以减少发热出汗的方法。那是他高升为经理有了独立办公室的时候,他偶然把空调的温度降到最低,发现脚没那么热了,汗也没那么多了。于是,他办公室的温度永远是最低的,他的小车里的温度也永远是最低的,但这个方法只是减少发热出汗而已,不能根治。

阿六到外地出差,与老同学相聚时提起他那双脚,老同学便推荐了当地一位出名的老中医,让他去看看,或许有办法。

老中医伸出三个手指,把了把脉,说,你们城里人怎么也会这样呢?阿六的脸唰地就红了。老中医又把了把脉,问,你父亲的脚也会发热吗?阿六答,会。老中医又问,家里是农民吧?阿六支支吾吾、不好意思地答,是的。

老中医放开手,说,你的祖辈肯定都是农民,你才有这双脚,你这是遗传。阿六说,既然知道根源,求你给我开个药方子吧,这双脚令我很苦恼!真的很苦恼!

老中医慢条斯理地说，老祖宗遗传给我们的东西，有些是去不掉的。譬如黑头发黑眼睛黄皮肤。

劣性遗传故事续：孩子相貌遗传自爸爸或妈妈？

"大作家萧伯纳年轻的时候，便名声大噪了。美国著名舞蹈家邓肯有一次写信给他，说：'假如我们两个结婚，生下的孩子头脑像你，面孔像我，该有多好哟。'萧伯纳接到信，笑了笑，一本正经地给她回了一封信，其中一段是这样写的：'要是生的孩子，头脑像你，而面孔像我，那岂不是糟透了？！'"

这是关于劣性遗传的真实故事。其实不管是父母的良性基因还是劣性基因都可能遗传给你的孩子，只是，你知道孩子的相貌、身高、智慧和性格究竟是遗传自爸爸还是妈妈的吗？让我们一起来看看吧！

身高

个人身高遗传自父或母？答案是父母各占一半。

在营养均衡的前提下，孩子的身高有70%的遗传来自父母，决定身高的因素35%来自父亲，35%来自母亲。假若父母都不高，那孩子就要靠后天的30%而努力了。

智商

孩子的智商主要来自妈妈的基因。

智力必定是遗传的，但同时亦受生活环境、营养和教育等后天因素的影响。据科学家评估，智力有50%~60%是来自基因遗传。就遗传而言，妈妈聪明，生下的孩子大多聪明，如果是男孩子就会更聪明。因为与人类智力有关的基因主要集中在X染色体上，而女性有2个X染色体，男性只有1个，所以妈妈的智力在遗传中就占了重要的影响。

男生是XY，X（卵）是来自母亲，Y（精子）是来自父亲。

女生是XX，X（卵）是来自母亲，X（精子）是来自父亲。

男生是XY，所以男生的智商全部都是来自母亲，女生是XX，所以女生的智商是父亲跟母亲各有一半的影响。同时亦显示生男生女，都是决定于男性的基因。

因为女生的智商受父母影响，所以会有中和的效应。女生智商的分布会呈现自然分布，就是倒钟状，中间最多，两边较少。

相反男生因为完全受母亲的影响，所以男生智商的分布会呈现偏向在两个极端。也就是说，天才以男生较多，与此同时，蠢材之中也是男生较多。

性格

性格较多是遗传自爸爸。

性格的形成固然有先天的成分，但主要是后天影响。一般而言，爸爸的影响力会大过妈妈，而父爱的作用对女儿有很大的影响。心理学家认为：父亲在女儿的自尊感、身份认同感以及温柔个性的形成过程中，扮演着重要的角色，父亲能传授给女儿生活上许多重要的教训和经验，使女儿的性格更加丰富多彩。

样貌

要解说孩子的样貌遗传自父母哪一方，这问题需要具体分析。

（1）肤色：

遵循"相乘后再平均"的自然法则，让人别无选择。若父母皮肤较黑，孩子的肌肤绝不会有白嫩；若一方白一方黑，子女的皮肤多为中间肤色，但亦会有偏向一方的情况。

（2）眼睛：

孩子的眼形、大小遗传自父母，大眼睛相对小眼睛是显性遗传。父母有一人是大眼睛，孩子有大眼睛的机会大一些。

双眼皮也是显性遗传，单眼皮与双眼皮所生的宝宝极有可能是双眼皮。但父母都是单眼皮的话，孩子也会是单眼皮。

眼球颜色，黑色等深色相对于浅色而言是显性遗传。也就是说，黑眼球和蓝眼球的人，所生的孩子不会是蓝眼球。

长睫毛都是显性遗传的。父母中一方有长睫毛，孩子遗传长睫毛的可能性就非常大。

（3）鼻子：

鼻子大、高及鼻孔宽呈显性遗传。父母中一人是挺直的鼻梁，遗传给孩子的可能性就很大。

（4）耳朵：

耳朵的形状是遗传的，大耳朵相对于小耳朵是显性遗传。父母双方只要一个人是大耳朵，那么孩子就极有可能有一对大耳朵。

（5）下巴：

是不容说的显性遗传。父母任何一方有突出的大下巴，子女常毫无例外地长着酷似的下巴。

（6）肥胖：

如果父母其中一方肥胖，子女有一半机会成为胖子，但也同时说明，肥胖也可以是人为因素决定，父母可以通过合理饮食，充分运动使自己体态匀称。

（7）秃头：

秃头只遗传给男性。父亲是秃头，遗传给儿子的概率则有50%，就连母亲的父亲，也会将自己秃头的25%的概率留给外孙们，这是传男不传女的性别遗传倾向。

（8）青春痘：

青春痘居然也与遗传有关。因为父母双方若患过青春痘，子女们的患病率将比无家族史者高出20倍。

（9）腿型：

腿部的肥瘦可以通过后天锻炼而塑造。但是腿的长短就无法控制，受先天影响。

第四章

气化通心论——整体进化宇宙观对养生治病的指导

一、天人合一，才是中医养生治病的核心

生命是天人合一的产物

气化生万物，气化进化了万物，当宇宙气化到第五个层次时诞生了人类，出现了男女。男人女人表面上是与天对应的"二"了，而实际上是来源于"天"这个整体的"一"。每个人的生命虽然是父母所生，而追其大本大源其实也是宇宙气化的继续。

今天，许多狂妄的人有了一点技艺或智力，能自产一点产品，能上天下海入地，就认为了不得了，就开始与天地自然对着干了，仿佛真的能与天斗、与地斗、与人斗，而且能赢似的。今天，人类在许多方面已彻底背叛了天地大自然，结果怎么样？正如恩格斯说，人类的每一次妄行都受到了大自然对等的反击和报复。

几乎可以说，人类当今的困局都是因为背叛了天人合一的结果。

要想走出困局，只有重新认识中国传统文化中的天人合一，只有回归于天人合一。

《道德经》说，昔之得一者，天得一以清；地得一以宁；神得一以灵；谷得一以盈，万物得一以生；侯王得一而以为正。其致之也，谓天无以清，将恐裂；地无以宁，将恐废；神无以灵，将恐歇；谷无以盈，将恐竭；万物无以生，将恐灭；侯王无以正，将恐蹶。故贵以贱为本，高以下为基。是以侯王自称孤、寡、不谷。此非以贱为本邪？非乎？故至誉无誉。是故不欲琭琭如玉，珞珞如石。

上文解释如下：

往昔曾得到过道的，天得到道而清明，地得到道而宁静，神（人）得到道而英灵，河谷得到道而充盈，万物得到道而生长，侯王得到道而成为天下的首领。推而言之，天不得清明，恐怕要崩裂；地不得安宁，恐怕要震溃；人不能保持灵性，恐怕要灭绝；河谷不能保持流水，恐怕

第四章 气化通心论——整体进化宇宙观对养生治病的指导

要干涸；万物不能保持生长，恐怕要消灭；侯王不能保持天下首领的地位，恐怕要倾覆。所以贵以贱为根本，高以下为基础，因此侯王们自称为"孤""寡""不谷"，这不就是以贱为根本吗？不是吗？所以最高的荣誉无须赞美称誉。不要求琭琭晶莹像宝玉，而宁愿珞珞坚硬像山石。

天人合一从生命养生治病的角度来说，凡人与天地自然规律对着干，不顺四时，起居不按自然规律，劳逸乱来，身体必然生病，背叛得越多，死得越快。

具体来说，天人合一在人的身体中是如何体现的呢？

人体是宇宙的全息体，是宇宙的浓缩版，天地中有天地阴阳，人体上有男女阴阳；天地中有风、水、地、火、土，人体中有心、肝、脾、肺、肾；天地中有四季一日，人体中也有四季一日；天地中有物理化学运动，人体中也有物理化学运动；天地有节奏韵律，人体中也有节奏韵律，等等。

生命应怎样正确对待天人合一？

首先在态度上正确对待。人对待天有三种态度：

一是仰视；

二是平视；

三是俯视。

当人体弱小时，人体生命会仰视天地的强大和神秘，会心生敬畏和恐惧，会生出许多无知的妄举。有些举动并没有实际意义，如求神拜天地，甚至耽误了与天合一的举措，损害了生命健康长寿。

当今人类自认为已十分强大，无所不能了，于是又生出一种鄙视大自然的姿态，一种看低大自然的想法，许多在行动上也在对抗、损害和破坏大自然，从而走上了一条天人相分的相斗相伤相残相杀的博弈之路，这显然是一条不归路。

因此，仰视和鄙视天地自然，都是错误的姿态。那么正确的姿态是什么？

是平视，是合作共赢，而不是人胜天，或者天胜人。

中医是怎么理解天人合一的

为什么要天人合一？

人既然和天地是一个整体，那么天地有"风寒暑湿燥火"六种气候变化，如果人不能顺应天地气候的变化而变化，与天地气候相逆，就会容易生病，严重的甚至死亡，这就是为什么要中医养生强调的人要达到天人合一的说法。

如何做到天人合一？

古代中医博大精深，它独具一格的养生观认为人时刻受到天地的影响，所以人要达到天人合一就需要随着天地的"风寒暑湿燥火"六种气候变化而变化，而古代中医著名的书籍《黄帝内经》里也提到过人的作息要跟随四季的变化而变化。

在秋天秋高气爽的同时也隐藏着消化道和呼吸道疾病的杀机。要预防这些疾病最好便是爬山登峰，不仅考验呼吸道也锻炼心脏功能。最后到了严酷的冬季，因为天气的寒冷，动物多蛰伏，或减少运动量。人宜早睡晚起，深居简出，多晒太阳。

就好像北方人过不惯南方的冬天。正常来说，在北方零下十度二十度都能度过，在南方零度却很难度过。这是因为北方没有南方那么潮湿，而在同样的温度里，北方人无法适应南方的阴冷。

而南方人去北方生活容易流鼻血，这是因为北方气候干燥。这种时候也只有进行相应的锻炼，才能慢慢适应当地的环境。

标志着中国医学由经验医学上升为理论医学的新阶段的医学典籍——《内经》主张"天人合一"，其具体表现为"天人相应"学说。《内经》反复强调人"与天地相应，与四时相副，人参天地"（《灵枢·刺节真邪》），"人与天地相参也"（《灵枢·岁露》《灵枢·经水》），"与天地如一"（《素问·脉要精微论》）。认为作为独立于人的精神意识之外的客观存在的"天"与作为具有精神意识主体的"人"有着统一的本原、属性、结构和规律。因此，《内经》的天人合一观是《黄帝内经》天道观的目的所在。

第四章 气化通心论——整体进化宇宙观对养生治病的指导

《内经》"天人相应"学说，可以从两方面来探讨：一是从大的生态环境，即天地（大宇宙）的本质与现象来看"天人合一"的内涵；一是从生命（小宇宙）的本质与现象来看"天人合一"的内涵。

"人以天地之气生，四时之法成。"早在两千多年前，我们的祖先就认识到人与自然的密切关系，认为人是自然界的产物，人的生命现象是自然现象的一部分，人体的机能要和自然界的变化保持一致才能维持生命，这就是"天人合一"的观点。

如《素问·金匮真言论》谓"五脏应四时，各有收受""和于阴阳，调于四时"。正因为人与自然是一个统一的整体，人体的五脏功能活动、气血运行都与季节的变化息息相关。因此，从古到今，气候—物候—病候，成为中医养生学家们研究的重要课题。

"天人合一"，是中华民族文化一大精华，特别在今天更为国内外一切有识者所公认。

"天人合一"是中国古典哲学的根本观念之一，与"天人之分"说相对立。所谓"天"，一种观点认为包含着如下内容：

一、天是可以与人发生感应关系的存在；

二、天是赋予人以吉凶祸福的存在；

三、天是人们敬畏、侍奉的对象；

四、天是主宰人、特别是主宰王朝命运的存在（天命之天）；

五、天是赋予人仁义礼智本性的存在。

另一种观点认为"天"就是"自然"的代表。

"天人合一"有两层意思：一是天人一致。宇宙自然是大天地，人则是一个小天地。二是天人相应，或天人相通。是说人和自然在本质上是相通的，故一切人事均应顺乎自然规律，达到人与自然和谐。老子说："人法地，地法天，天法道，道法自然。"（马王堆出土《老子》乙本）即表明人与自然的一致与相通。先秦儒家亦主张"天人合一"，《礼记·中庸》说"诚者天之道也，诚之者，人之道也"，认为人只要发扬"诚"的德行，即可与天一致。汉儒董仲舒则明确提出："天人之际，合二而为一。"（《春秋繁露·深察名号》）成为两千年来儒家思想的一个重要观点。

养生的最高境界——天人合一

养生的最高境界,是古人的一句至理名言哲学思想——天人合一。早在2000多年前,我们的祖先就认识到人与自然的密切关系,认为人是自然界的产物,人的生命现象是自然现象的一部分,人体的机能要和自然界的变化保持一致才能维持生命。

《内经》天地人系统中的人与天相通的总原则是:同气相求,同类相应。顺则利己,逆则为害。中医认为,天地是个大宇宙,人身是个小宇宙,天人是相通的,人无时无刻不受天地的影响。实质上,"人身小宇宙"在《内经》中绝非泛泛而谈,《内经》认为人体与宇宙之间存在着某种数理上的一致性。如《内经》论述人体呼吸完全与太阳的运行联系一起,将呼吸与天地相通、气脉与寒暑昼夜相呼应的规律,与太阳的周日运行规律联系起来,强调了天人一致的内在本质。正因为与自然是一个统一的整体,人体的五脏功能活动、气血运行都与季节的变化息息相关。就像鱼在水中,水的变化,一定会影响到鱼。同样的,天地的所有变化都会影响到人。所以中医养生强调天人一体。养生的方法随着四时的气候变化,寒热温凉,做适当的调整。

韭菜是春香、夏辣、秋苦、冬甜。其中早春之韭,鲜嫩碧绿、清香馥郁,质地柔嫩,鲜美可口。可单独成菜,也可做荤素配料。韭菜在我国的食用历史悠久,广为大众所喜爱。杜甫《赠卫八处士》中就有:"夜雨剪春韭,新炊间黄粱。"

韭菜入药堪称上品。中医认为,韭菜性味辛、温,入肝、脾、肾、胃经,有温补肾阳、固精止遗、行气活血、温中开胃之功。《本草纲目》称其"生汁主上气,喘息欲绝,解血腑毒。煮汁饮,能止汗消咳"。《日华子本草》说它能"止精尿血"。概括来说,韭菜具有温中行气、健胃提神、散瘀解毒、固精止遗之功效。生用辛而行血,熟用甘而补中。《本草拾遗》中说:"韭温中下气、补虚、调和脏腑……在菜中,此物最温而益人,宜常食之。"春天人体肝气易偏旺。养生重在养肝。韭菜符合中医"助春阳、养肝木"的养生理念。另外多吃韭菜可祛阴散寒，增强人体的脾胃之气，因此最适合春日食用。

现代科学研究也证明，韭菜除含蛋白质、脂肪、碳水化合物三大基础营养素外，尚含多种维生素及香精油等，不仅可杀菌消炎，还有降血脂、促进肠蠕动等作用，所以可辅助治疗便秘、高血压、冠心病，且对某些肿瘤有预防作用。

二、在现实中做到天人合一，及时调整各种关系

中医的核心是关系进化

中医千百年来有一个误解，只认为辩证法是治病的哲学，而且只认为阴阳进化平衡，百病不生。在历代许多医典中都讲阴阳两个要素的矛盾斗争关系，而不讲生命的进化关系，仿佛养生治病就是阴阳的简单进化平衡，而且是阴阳各占50%的进化平衡，这显然是错的，是对阴阳辩证的一知半解。这种理解有三个错误：

一是否定了阴阳中阳是主导地位，阴是次要地位，阴阳进化平衡并不是各占50%的等量进化平衡，而是以阳为主，阴去适应阳的进化平衡。

二是否定了阴阳是动态发展进化的进化平衡，而不是静止的简单的要素能量进化平衡。

三是否定了扶阳对于养生治病的重要性。火神派特别强调扶阳气，它的道理在哪里？就在动态理解了阴的进化平衡是动态的以阳主阴的进化平衡。

我这么说是可以从当今最前沿的《宇宙进化论》和《生物进化论》等最新科技成果中得到印证的。

先不说遥不可及的天外天，只说我们看得到的地球进化史，就能看到无处不在的近代迭代痕迹。

如果辩证法是正确的，那么就能反推出辩证法是讲进化的，是两股力量"冲气以为和"而创生出万物的。

从大爆炸宇宙假设来看，宇宙进化有三大明显特征：

一是进化是有阴阳性的；

二是一切进化都是有原因条件的；

三是有层次的。

这就说明宇宙的进化是三大关系的协同进化——辩证关系进化、因果关系进化和层次关系进化。

纯粹的辩证进化并不能全部解释宇宙万象的关系进化特征。

由此我们也可反推出阴阳进化平衡是阳主阴的动态关系进化平衡。如果不这么理解，宇宙就不会进化，人类也不会进化。

我重点强调了生命是三种关系的进化运动，而传统中医只偏重辩证施治和养生的关系进化平衡，实际上古典中医名著都谈到了因果关系进化和层次关系进化，只是普通的中医人士没有引起足够的认识而已。

如经络是什么？气血是什么？肠胃是什么？

单讲经络，经络本身就是关系的代名词，肉体是个整体，靠什么来运输能量，推动气血的运行？靠经络。每个人身上的经络和血管就如中华大地上的交通运输线，城市失去了运输线，没有了街道，没有传输工具，那么就会很快陷入瘫痪状态。

经络、气血和肠胃三者的关系，我认为就是层次关系。

经络，传送气；

血管，传递有形能量；

肠胃，传送能量和排泄废物。

如果没有气的运行，就难有血的运输，如果气血都不足，肠胃等五脏六腑等有形器官都无法正常运行。正因为如此，我才认为生命是有层次的，更高一级的进化主管较低一级的进化。

整个生命就是一个互联网。

经络是"政治网"；

血脉是"经济网"；

第四章 气化通心论——整体进化宇宙观对养生治病的指导

脏腑是"能量加工网";

大脑是网的平台;

情志是社会文化网。

总之,每个人更像一台网络自组织机器,每个个体的小网总是随时并入社会这张大网之中,社会这张大网又会并入宇宙天地这张超级巨网之中。人本身以网络形式存在,一刻也离不开网络的世界。

下面我们再来看看每个人的饮食通道与个体生命的关系。

人需要后天能量补充,才会有进一步进化的动力。后天肉体需要的主要动力是源于饮食,而饮用的水和食物本身不是肉体可直接使用的能量,还需要经过"工厂"加工提炼后方能吸收使用。人要为肉体提供内加工的能力,每个人都是一个加工厂,加工厂里有十一个工人,五个是五脏——心、肝、脾、肺、肾,另外六个是六腑——胆、胃、小肠、大肠、膀胱、三焦六个器官,就是这十一个部位完成了饮食转化为能量和废物的具体工作,具体包括运送、粗加工、精加工、分流、贮藏、传送、排废物等全部环节。

人摄入固态、液态的饮食,通过七个部门、七个环节完成消化、吸收、排泄的三个过程,这七个部门有七道门——飞门、户门、吸门、贲门、幽门、阑门、魄门,七道门是一个系统的必要环节,少一个环节都不能完成传化工作。

进入人体的水液经过小肠的吸收而周行全身,在完成对全身的滋润之后,也同时接受人体各组织器官代谢产生废物和糟粕物质,最后通过大肠、膀胱等其他器官排出体外。

人作为一台互联网机器,肉体各器官组织都只是网络的硬件。那么,网络的软件在哪里呢?在大脑。

大脑是每个社会人的指挥部。为什么说是社会人呢?

因为人有三套发号施令的指挥系统。

第一套,基因自主命令展开系统;

第二套,情智自主的社会文化指导系统;

第三套,宇宙精神的指挥系统。

大脑对于一个社会人来说是十分重要的，大脑指挥部有五个小职员——眼、耳、鼻、舌、口，再内加一套思维系统。人的情感、情绪和情智都来自这套系统。正是这套系统才完成了人与社会、他人、物质的交易和进化平衡，才将肉体的言行举止调适到接近社会共振的频道上去，从而实现畅达人生。

显然，大脑更是一套关系发生、发展、维护、进化平衡、和谐体系。

中风就是气血上逆于脑部，导致脑血管压力大而破裂或堵塞导致的疾病。

总之，中医讲人，无论是可见的还是不可见的，都是以网络形式存在的。其间，没有一个器官是孤立的，是不与其他器官发生关系的。因此，几乎可以说，每个个体生命就是一台全自动的互联网系统，有平台、有网络、有指挥运行软件。

当然，所有的互联网都会受到病毒入侵，都会生病，因此，杀毒就是给互联网治病，就是在恢复断裂的和谐、进化平衡、稳定关系。

如何实现天人合一养生

显然是通过一定的方法或技巧，使人体的生命状态能从天地中获得充足的精气神，使生命得到充分的滋养，从而使生命保持最佳的健康状态。

天人合一养生的总原则是什么？

老子在《道德经》中说得十分明白："人法地，地法天，天法道，道法自然。"

道法自然就是天人合一养生的总纲。

具体来说是追求三种和谐：

一是，追求人与天地万物和谐共存运动；

二是，追求人与他人关系和谐共存共生；

三是，追求身与心的关系和谐共生。

天人合一养生的核心是养什么？

一养身；

二养心；

三养灵。

整体来说是养身心灵，是养精气神。

天人合一养生成败的判别标准是什么？是两个字——三通。

三通=身体通+心理通+心灵通。

不通则痛，不通则病，不通则不是天人合一养生。因此，几乎可以说，天人合一养生就是养三通。

天人合一养生=三通养生。

三通若通，则人与天地万物、社会、他人等就和谐，就健康长寿。

天人合一养生的本质是使单人的人与宇宙天地关系进化联网，从而使个体生命从封闭的系统中走向开放，走向宇宙强大的物质、能量和信息网。其目的是双向的，单个的人能从巨型关系进化网中获得生存、进化的物质、能量和信息，能获得强大的背景支持以提升自我灵魂，另一方面，由于人的主动性、智能性能创生万物，能提供宇宙智能，故宇宙也想借人类来展现伟大的宇宙精神和博大的爱。

每个人的生命并不是他自己的，也不是他自己炼就的，而是在宇宙进化关系的全息场中生长、成长和走向成熟的。

基因就证明了这一点。什么是基因？基因是前人类所有智慧的总结打包，是编辑成一定程序的潜生命展开体。

每个人身体中有许多未解之谜，这些谜是怎么来的？就是宇宙整体进化全息场的特殊信息在基因中的存在和运行。

谜不是虚幻的，而是我们还无知，不能彻解。

仅从人脑的三重结构也能反映这一基因打包。

旧脑——爬行动物脑；

间脑——原始哺乳动物脑；

端脑——新哺乳动物脑。

养生并不是确保长生不老，而是尽天年而去。

目前人类的自然寿命一般在100岁左右，但由于人的无知、妄行和情绪，对自己的身心灵进行恶意伤害或透支，许多人未尽天年而亡，英年早逝，"壮志未酬身先死"，不能寿终正寝。

人都有一死，那么应如何正确对待？

当然是要珍惜现世人生。人生属于你，每个人都有活到百岁的基因预设。我们只有把握好今生，才是最正确的，千万不要寄希望于来生，陆游说"死去元知万事空，但悲不见九州同"，虽有轮回，但千万不要妄想轮回，即便能轮回，也许还要再等一千年呢？《白蛇传》的主题歌《千年等一回》也许是真的，那也太远了点，谁又等得起呢？

活着不是为了吃饭，生命能长寿当然是好事，但人生并不全是为了长寿而来。每个人的生命都有其自身意义和宇宙意义，这个意义的集中表现就是提升自我灵魂，展现宇宙大爱。

人类是宇宙关系进化的结晶，活着的本质全在超越小我，展现大我。

天人合一与生活

国家级名老中医王莒生说，"天人合一"的养生理论说起来像是大道理，其实就是人与自然在细节上的和谐，体现在每个人的生活中，需要一点点去磨合。它特别提倡重视后天养护的作用，每个人的先天基因决定了身体的基础，后天则可以在原有基础上提高生命的质量。也就是说，要尊重先天，但不能放弃或忽略后天，应该因人、因时、因地，顺应身体规律，顺应自然规律来养生。

科学饮食最重要

养生讲究吃得有质量，这里的"质量"不是说吃得贵，而是要科学。

第一大原则就是要顺应自然。比如多吃时令的蔬菜和瓜果，少吃反季节、转基因的蔬果，这就是顺应时令。饮食上不要偏食，尽量吃整株菜，包括蔬果的根、茎、叶、花、籽，这就是顺其自然。中国有句古话叫"一方水土养一方人"，实际就是要因人因地，多吃成长环境中常吃的，父母家族中常吃的食物。现在进口水果、进口食品有很多，每个人都要考虑身体是否适合，偶尔吃些没吃过的食物对身体影响不大，但吃太多就接受不了。我在临床上常看到一些病人，由于吃了榴梿、杧果等进口水果导致过敏。还有些南方人到了北方生活，依然保持辛辣的口味，频繁上火导致口舌生疮，这些都是忽略了气候和地域的差异。

饮食上第二原则是遵循规律。比如一日三餐要规律：早餐的营养最重要，午餐要吃好、吃饱，晚餐要清淡、易于消化。但现在绝大多数人都给弄颠倒了，中午大多是工作餐，随意糊弄填饱肚子，过于草率和简单。晚餐则往往比较丰富，不仅热量太高，还难以消化，影响睡眠，长此以往会加大身体负担，导致疾病。

需要提醒的是，有些人习惯吃素，有些人靠饥饿来控制体重，这些都是不可取的。要做到真正顺应自然，应该什么都吃，什么都少吃一点，人体的正常运转需要多种营养的摄入来共同维持。

根据时节调作息

《黄帝内经》讲，春夏养阳，秋冬养阴，这就是一种顺应，人应该顺应自然界的四时变化，合理安排作息。

春夏时节万物复苏，正值天地之气相交、生命繁茂生长之时。此时，人体要顾护阳气，才能保持一种生机盎然的状态。平时应保持舒缓而积极的生活习惯，尽量去伸展自己的身体，多去大自然中散步。作息上要讲究"夜卧早起"，即"晚睡早起"，入夜睡眠、天亮起身，每天保证6~7小时的睡眠时间即可。

到了秋季，万物成熟，平定收敛。此时，天高风急气燥，大自然的阳气开始衰减，阴气开始萌生，作息上要注意"早卧早起"，从而收敛精气，保持神志的安宁。

寒冷的冬季，生机潜伏、万物蛰藏，白昼逐渐缩短，黑夜逐渐延长。此时可以适当延长睡眠时间，作息应逐渐调整为"早卧晚起"，早点上床睡觉，如果时间允许，待到阳光照耀时起床最好，以躲避寒邪、求取温暖，避免阳气受到扰动，过度伤阴。

所以，该吃时就吃，该睡时就睡，每天顺时休息，否则便会导致阴阳失调。中医讲，白天属阳，夜晚属阴。白天时消耗精气神，如果到了晚上又不休息，就会让阳气消耗得更多，阴阳平衡破坏后很难补回来。有人后半夜才睡觉，即使晚起床也补不回来，就是因为错时睡眠，违背了自然规律，因此《黄帝内经》讲要睡"子午觉"。

控制七情六欲

实际上，中医中的"天人合一"与世界卫生组织提出的健康定义是相吻合的。真正的健康不仅是没有不适的感觉，化验指标正常，更重要的是心理健康，并且能够适应社会。如果一个人情绪不好，不能与人良好相处，这也是不健康。真正的健康包括合理的情绪，喜怒哀乐都要适度表达。

中医还有"七情六欲可以致病"的说法，也是强调把控情绪，用恰当的方式宣泄情绪。这里还要特别跟中老年人说明：人到中年血气方刚，要戒之于"斗"。中年人不要与天斗、与地斗、与人斗，这时候人不能什么都想拥有，不要什么都去竞争，更多的时候应该学会放手，学会割舍。

人老之后气血渐衰，要戒之于"得"。人老退休后，凡事都要退后一步，这时就不要想得到了。每个人一生中都有很多未了的愿望，要学会把这些深藏起来，不要再去争"得"。老人的养生基础就是要顺其自然，高高兴兴，学会宽松待人待事，把希望和机会留给年轻人。

与季节、气候同步协调

早在2000多年前，我们的祖先就认识到人与自然的密切关系，认为人是自然界的产物，人的生命现象是自然现象的一部分，人体的机能要和自然界的变化保持一致才能维持生命。

《内经》明确提出了"人与天地相应"的观点（《灵枢·邪客》），强调天和人的统一，指出这是"天地之大纪，人神之通应也。"（《素问·至真要大论》）这里所谓"人神"，是指人的生命活动现象，所谓"人与天地相应"，是指人体的生命活动与自然界变化的"大纪"是息息相关的。

当气候变化时，人体必然会产生某些反应。如春夏季节，天气变暖，在人体蛰伏一冬的阳气开始向外生发，推动血液趋向于体表，皮肤的血液循环加快，汗孔疏泄，多汗，这是机体在以出汗散热的方式来调节体内阳气的过分亢盛。而在秋冬季节，随着气温的降低，人体要保护阳气不受伤害则阳气应该内敛，气血趋向于里，表现为皮肤致密，多尿少汗，这是机体在保证人体阳气不过分向外耗散，同时又可保证人体水液代谢排出的正常。

中医认为人的脉搏可以反映人体生理和病理，称为"脉象"，而人体脉象也会因四时气候变化而变化。明代李时珍在《四言举要》书中说："春弦夏洪，秋毛冬石，四季和缓，是谓平脉。"即是说春夏脉象多见浮大，秋冬脉象多见沉小，这是由于春夏阳气升发，气血涌动，就好像烧开水一样，阳气是热量，血好比水。水开了，就会沸腾，并向上翻滚，同理血会向人体表面走，并运行激烈，充斥脉道，故亲触可得，脉形大。而秋冬季节，阳气收敛，热量不足，血脉运行比较平静，位置靠下，故重按才得，脉形小。

中医还认为，昼夜晨昏对人体也有影响，人们的生活作息要顺应人体阴阳的变化，夜间阳气内敛就应该及时休息，长期熬夜会使机体阴阳失调，耗伤气阴，产生很多疾病。

明代医家吴昆说："岁气有偏，人病因之，用药必明乎岁气。"例如，夏天阳气升发，人体腠理疏松开泄，即使患外感风寒，也不宜过用辛温发散，以免开泄太过。耗伤气阴，反之，冬季阴盛阳衰，人体腠理致密，阳气敛藏于内，若非大热，慎用苦寒，以免伤其阳气，故李东垣有"冬不用白虎，夏不用青龙"之戒。李时珍《本草纲目》载："岁有四对，病有四时""春月宜加辛温之药，薄荷、荆芥之类以顺春升之气，夏月宜加辛热之药，香薷、生姜之类以顺夏浮之气，长夏宜加甘苦辛温之药，人参、白术、苍术、黄檗之类以顺化成之气，秋月宜加酸温之药，芍药、乌梅之类以顺秋降之气，冬月宜加苦寒之药。黄芩、知母之类以顺冬沉之气。所谓顺时而养天和也"。李氏据四时气候特点立法用药，即从"岁气"对人患病的影响立论的。

三、通心：修炼天人合一的三大高级技巧

"通心"的高级技巧之一：深观

800卷《大藏经》的精髓全在《金刚经》里，《金刚经》的精髓全在《心经》里，而《心经》的核心在第一句：观自在菩萨，行深般若波罗蜜多时，照见五蕴皆空，度一切苦厄。而这句的话眼在"观""深""照"三字上。观者宏观察，照者微观察。我为了训练"通心"，采用了"深观"一词，这也是源于佛教大智慧。下面我对深观进行一下简单解释：

深观是对被观对象进行无限关联思考，其目的是看清存在或人事物表面显现背后的一系列隐在支撑要素及关系网的复杂度，是想治愈冷漠无关症。

下面我不妨以案例形式，具体谈论如何进行深观训练：

案例1：深观美女

深观第一步：与人的关联。

美女丽的美丽并不是无缘无故生成的，一是与她父母的基因有关，父母生了九女，为什么又只有丽一个人漂亮呢？不是同样的基因吗？是的，这与父母在性爱时的心情环境有关，与他们那一段时间的所思所想所经历的事有关，不同的时空、心情会直接影响身体的细胞结构，影响基因的结构。正因为如此，父母在特殊时空心情下才生出了漂亮的丽。她父母与她爷爷奶奶有关系吗？当然也有关系的，不仅与她爷爷奶奶有关，也当她祖上十代百代千代的先辈们有关。现代科学证明，一个人的智力、情感、欲望都是其祖先们的优秀基因经过筛选而传到下一代的。说来说去，一个美女的出现可以上溯到人类的祖先那里去，根本不只是与她父母有关。

深观第二步：与物的关联。

丽的出生是由物质构成的，一切细胞都是由分子原子构成的，构成

第四章 气化通心论——整体进化宇宙观对养生治病的指导

她的分子原子首先来自她父母，但她父母也是吃了当地的水、矿物质、粮食、蔬菜等才形成她父母的体质的，如果没有那样的身体，当然生不出美丽的丽。所以，一个美女丽与大地上的动物、植物等都是有直接关系的，她不只是她父母的产物，也是她出生地的大地的产物。当然，还不只是与她出生地有关，显然与天气也有关系，如果她父母性爱那天天空突然打雷下雨，那么，美丽的丽就可能不那么美丽了。有人对此做过研究，古代医学还提出了不宜性交的一些时刻，如打雷、体弱患病、过于疲劳、生气，等等。依此类推，她的美丽与地球、月亮、气候、太阳系、宇宙都有关系。

深观第三步：与社会的关联。

丽在社会上生活，社会对她的美丽自然也有影响。先说文化教育对美丽的影响，一个成熟女人的美丽会以当下社会的标准去打扮，会与好男人的美丽偏好有关，与当地风俗有关，北京美女的美丽与湘西美女的美丽是完全不同的。外因会改变女人的美丽式样和程度，中国古代女人裹足被视为美丽，因此，美丽也是相对的，环肥燕瘦，各有其美。标准是左右美丽的关键因素，许多民族以女人屁股大而翘为美，以胸大为美，因为利于生孩子。有的地方以秀气水灵为美，有的以野蛮泼辣为美。说来说去，美女丽的美并不那么简单，她的美是有许多背后的相关因素的。

总之，无论是从人类角度，还是从天地物的角度，还是从社会的角度都直接与美女的美有深深的必然的关联。就算她鼻子有点低，高科技在几个小时内可以使之完美无缺。由此看来，我们对任何对象，只要进行深观，我们就会发现这世上从来就没有单独孤立的人事物，一切都是有关系的，有因缘的。我们几乎无法给任何人、事物当场划出一个具体边界。

深观的目的是训练我们对世界的"有关"。我们活在这个世界上，本是世界的产物，本与一切都有关。而由于近300年的工业文明的机械主义功利教育，使我们大脑中灌满了个性、独立、成功、自私、拼搏、竞争、财富等观念，于是我们误认为"我"的确是一个独立存在，误认为沙漠中的一棵树，只是一个独立存在，误认为桌子等各种存在都是静止的、有边界的。这300年的教育都在教育静止、边界和自私，都在教育张扬个性，教育与天斗与地斗与人斗。现在血的教训和新的发现证明，这300年的教育的人生观、世界观和生活观都是错的，人类的确是在不断试错中前进的。

为了彻底消除这种静止的狭隘的有边界的小我观，我特地设计了这个"深观"训练，期望通过对对象的深度观察，对一个显现的存在的背后支撑的要素群观察，领悟到关系宇宙中万物都有关联性的结论，以便以全新的世界观、人生观和生活观生活，重视人的健康、快乐和自由。

案例2：深观自我

"我"如果要细分，常规分法有三个"我"。一是肉体之我，二是心理情感情绪欲望之我，三是智力信仰之我。

佛教为什么三法印讲"诸法无我"呢？它是从缘起性空的角度来讲的，一切缘起的存在，深入观察，层层深入，最后了不可得，一切皆空。人生有苦，苦受在我，佛教就想方设法要从根本上"删除我、消解我"。而我强调的深观，则是侧重于关系宇宙，万物依生共生，一切有关。

我不妨以我为例，谈论如何对自己进行深观：

深观第一步：观肉体的我。

我曾连续三年长了30斤肉，我年轻踏入社会那三年，在工作单位门口的小馆子里吃扣肉，和另一朋友每天中午吃一碗梅菜扣肉。肥肉吃得太多、运动太少，于是1000碗扣肉中，有30斤转移到我身上来了。我深观肚皮上这堆肥肉，这哪是人肉，显然是猪肉嘛！也许是公猪肉，也许是母猪肉，因为饭店老板只想降低成本多赚钱，进货时进劣质肉是很正常的。也许猪是来自山村，来自穷困地方，猪只能吃野菜什么的，我身上的肉有30多斤也许就来自各种野菜。只要深观肉体，我的肉体与小时候的母乳有关，与喝进口的牛奶有关，与当今活跃的市场商品全球流动有关，与气候风土人情有关。我是湖南人，个子相对北方人要小些，我不喜欢北方人的面食和其他杂粮，我更喜欢南方的水果，这种偏好直接影响了肉体构成要素和体质。因此，从广义上来说，我的肉体150斤并不是真正的我，这150斤肉体是自然社会的产物，而且目前还在与自然、社会、文化进行信息、能量、物质交流，这个150斤的我只是一种暂时的显现。如果你只看到150斤的我，你这是静止片面的观察，其实，我的肉体也是动态的、运动的、与一切相关的一种临时存在。

深观第二步：观情感情绪情欲之我。

我的发火是真正的我在发火吗？不是，发火是有原因的，人是记忆的动物。我大脑中储存着许多从人类以来的基因，观点就在基因里，我头脑观点太多太杂太乱，我理不出头绪来，我看到当下的人事物与我大脑的观点不符合，我便生起了无名火。例如，要不是堵车，我在车上是不会暗自骂人的。我发火是外景诱发的，与外景有直接关系。但那个堵车是因为一个女司机第一次上路开得慢，导致了一系列连锁反应而形成，她快十秒就过去了，就没有那次塞车，原因在那女司机。果真如此吗？那女司机本是个泼辣个性的女子，最近她爱上了男朋友，她男朋友陪她买了辆宝马，唯一的要求是要她时刻记住，小心开车！按她的脾气，她的车是可以开得飞起来的，但在那个十字路口，她眼前突然闪过了"小心开车"的意念，她才慢了下来，才造成了那次塞车。事物都是关联的，一切发生背后都有关联性，只要你找，就可以永远找下去。情感情欲亦是如此。社会倡导什么，流行什么情感，人们一般都会去模仿，如一夜情、包二奶、吸毒等，如今见怪不怪了。性开放是美国的"功劳"，目前全球思想解放，都可以牵涉到美国的"性革命"事件上去。从情感情欲上来说，许多人与美国人无异，那么，你目前哪还是中国人，你已经是美国人了，你的生活态度、生活方式已经美国化了，你就是美国人。

深观第三步：观智慧、信仰之我。

有时，我说我就是马克思，你不会相信。但我的确吃透了马克思的思想，我在年轻时几乎都模仿马克思的观点看世界，何况马克思死后肉体已分解，已化作春泥肥了花草树木，也许还肥了某棵小草，而有只小鸟吃了那棵小草上的花朵，小鸟飞到了中国，而后和中国小鸟杂交产了许多后辈。这些后辈中的一只也许被无知年轻的我吃到了肚子里，无论从有形的物质还是无形的文化来说，我就是马克思。依此类推，我后来又学习孔子、老子、佛陀、耶稣，我深入印证他们的智慧，我也许在某个时刻就是孔子、老子、佛陀呢，的确很难说。我并非我，我时刻受外界信息、权威名人、思想所左右，我时常受外界人事物的干扰而想问题、做决定，许多决定表面上看是我做的，其实是别人影响我做的。

总而言之，我叶舟只是一个代号、符号而已，在本质上，我叶舟只是万物共生共依共演的结果。我是多因多果在一定时空中的一个临时显现，我只是万有的代言人而已。一句话：这世上根本找不到具体有边界的静止的我。

以上所举两例深观训练，目的都是在训练我们与事物有关，与陌生人有关，与仇人有关，与敌人有关，与天地有关，与山川河流有关，与万物有关。

一个人只有持有关的世界观、人生观和生活观，他才不会妄为、胡作非为，因为这一切都与他有关系呀！

深观训练的六大好处

深观训练使我们认识到自己与宇宙间过去、现在、未来的一切有关，该训练会给人生带来如下几点直接好处：

一是不孤单、孤独。

孤单是有形的，孤独是心灵精神上的。如果你能在身边、在生活中有很强的深观能力，做过有关训练，那么，你会与一花一木有关，一茶一杯有关，你会与陌生人有关，你不可能再孤单。你若能"看山山有情，观水水有意"，那么你不可能再孤独。人生于天地之间，一切都与你有关，你无时无刻不在与天地万物交流信息能量和物质，你从没有真正离开过万有存在。我时常一个人独处，我已爱上了独处，我讲的独处其实并不独，因为我在独处中会对某个人、事、物进行深观和体验，我会与对象进行深度交流和通心，我会活在高峰体验之中。那一瞬间，能提升我的人格，能使我活在大我之中，活得更健康、快乐、自由。

二是有顾忌不妄动。

一旦我想干的某件事与我的未来有关、与我的肉体健康有关、与我的名誉有关、与我的事业发展有关，我自然会加倍小心，会认真对待，弄不好会对自己方方面面造成伤害和损失。某个人受了骗子朋友的骗，他想直接去砍死骗子，出发前，我给他做了全面深入的分析，引导他做深观训练，他在深观中想到了儿子没了父亲怎么活，想到儿子随他妈嫁人后被继父打骂，想到结婚时对老婆的当众承诺，想到父母的晚年，想到骗子被法律制裁的场面，于是，他放下了去砍死骗子的恶念。

当今时代，许多人做人处世毫无顾忌，都是因为受无关独立观念误导的结果，一旦接受了有关的训练，你就决不会随地吐痰，那会蒸发到空气中被自己呼吸到；不会随地在学校门口扔西瓜皮，有可能儿子从学校出来踩在西瓜皮上摔了一跤，没及时爬起又被车子压伤了；不会造地沟油，因为不小心自己的父母亲人会吃到它；不会偷人家的老婆，因为自己的老婆在闲着时也有可能被别人偷或她主动去偷别人；乘车不会不给老人让座，因为自己很快会老的……一个人一旦有深观功夫，他就会有发现相关、会有所顾忌、会大大降低做坏事的可能。

三是能理解、包容和欣赏。

我们过分强调自我，于是我们只关注自我的感受和欲望。我们的心在自己的自私上，无法理解包容他人的欲望和丑陋，无法欣赏他人的成功和卓越。一旦我们进行了深观训练，我们就不会站在对立面去审视他人，而是站在同一角度去理解他人的情和欲，理解他人的无知和人性的弱点，就能包容一切不完美，就能欣赏对方的才智和情怀。我时常将陌生人的成功看成我的弟弟妹妹，所以我有心情去欣赏他们。

四是能有利于事业发展人生成长。

孟子说"万物皆备于我",我不成功不卓越,最主要的原因是看不到事物的内在关联性。我找不到将外在一切无关的人、事、物、资源整合到一起来的方法,所以我失败。成功的人,你去深观,就会发现,他们都具有整合力,都能在别人看不到关系的地方找到关系。这就是关系宇宙中最大的能力。我们为生活工作所累,我们对身边的人事物总是熟视无睹,提不起劲,我们总想好运从天而降,而无视贵人就在身边,就在自己的熟人圈子里,不知资源就在身边的左邻右舍里,我们眼抬得很高,将自己看得很高,瞧不起比我们差的人,这种无关想法总是在扼杀我们的创造力。进行深观训练,即可消除这些弊端。

五是有利于健康、快乐、自由。

一滴水只有活在大海里才会不死,才会自由,人生亦莫不如此。没有人不要生存背景、生存环境,人一旦有回家的感觉,那就会兴奋快乐。老家为什么快乐?因为熟悉,因为一草一木都有故事,都与我有关。今天住大城市,为什么漂泊感很强?因为楼上楼下、左邻右舍都不熟悉,都无关呀!人越来越孤独,幸福感越来越低,都只因世界太冷漠、太无关。人为什么要走向团队?因为无关会有被抛弃感,会找不到价值感。

六是有利于关系宇宙和谐进化。

天地间每个存在都分配有责任,"个体"的进步都会有利于整体的进化。人一旦与天地有关,就不会竭泽而渔、杀鸡取卵,就不会把子孙的矿场用完,把石油、煤等优质资源挖尽,就不会把天空变灰变黑、把空气污染,就不会污染水资源。因为人类都有后代,他们与我们有关。如果我们将地球弄成个乱摊子,子孙们怎么生存生活?依此类推,人类的一切妄行都是由于未为子孙后代、为山川大地做有关联想,如果人类要有未来,此时刹车还不算太晚。我们做"有关训练",目的也是在告诫人类多作有关联想。正如邓小平说:"我不仅是我父亲的儿子,我也是党的儿子,我还是人民的儿子。"要我说,他还是人类的儿子,宇宙的儿子。

最后,作一偈语作为本节的结语:

第四章　气化通心论——整体进化宇宙观对养生治病的指导

八万四千苦，
只因分裂故。
要使福报全，
皆从有关出。

传统"观禅"精要

佛教的"观禅"，是对心的开发以及对"自我"的超越。佛教认为，如实地经验任何观想目标的真实性质就是观的训练。"观"即觉察和如一，亦有看之意，所以观禅也可以理解为一种特殊的看，一种超越性的看。

在"观禅"之前，先要进行"止禅"的训练，以达到专注的目的，而"观禅"就是对专注的超越。

"止禅"的训练中，主要强调自我精神意识的集中，而"观禅"是要进一步超越对自我意识的简单控制。以呼吸练习为例，"止禅"中是要以意识跟随呼吸，专注于其上，而在"观禅"中，是要安住于其上，忘记呼吸本身，不去考虑如何呼吸、呼吸节奏等概念。"止禅"要集中于自己的呼吸，关注呼吸长短的变化，而"观禅"则是在平静自然状态下的"看"，看呼气、吸气，没有任何的执着和攀缘。只是在一如的察觉之中，而不存在一个"我"在不停地思考和诠释。

"观禅"时的精神状态对于初习者是较为难以理解和体悟的。这种不牵挂、不拒绝的状态如同看河，河水从上游而来，又飞逝而去，不会停留片刻。观禅时人的意识就如同流水，生起、流过、消逝，完全让其处于自然、无碍的状态，就是处于意识之中却不加以停留或拒绝，如同站在河边，不能拒绝水的流动，同时也不要在意水的逝去，一切都在自然而然中产生、发展、结束。

"观禅"的训练中，一个常见的问题就是"我"的突然闯入，对于脑海中随即产生的想法或回忆，总会有一个"我"想跳出来，进行一番评论或者发出一些感慨。这个时候，不要因为自我意识的闯入而紧张、而拒绝它，就让它在诸意识的河流中自然地升起，然后消失；反之，如果可以拒绝"我"的闯入,则会陷入对"我"的另一种执着中。

佛教十分重视"观禅"的作用,因为在"观禅"之中,人们所看到自己意识中的一切都是不附着任何感情色彩的,是最真实的本质,认识到生命的无常与无我。摆脱了外界与自身的束缚,就能够做到心灵真正的开放。不论在何时,即使很小一点的开放,也会给我们的心灵带来益处。

"通心"的高级技巧之二:入化

如果说"深观功夫"侧重于个人静修万物关联之实相,而"入化功夫"则偏重于个人行为实践修炼。心通的高级法门不只是知识,不只是让你知道是什么意思、什么内容,而是侧重于"知行合一"的行动操练。入化功夫是一门在生活、工作、娱乐中实战实修、真刀真枪的临场功夫,因此,停留于"知道"是没有太大意义的,只有用之来转化生命的内在结构和外在价值,才有实际意义。

所谓入化功夫,是指我们为了打通与对象的关系而采取的进入、融入的策略而后理解之、转化之、同化之的一种实战功夫。入有进入、融入、打成一片、消融小我、没入环境对象之中的意思。例如喝茶,如果你要从茶中有所得,与茶合一,那么,你首先在感觉上就要进入那个茶,你慢慢地品茶,入眼、入鼻、入口、入舌、入喉、入胃,而后才能有消化吸收。

如果感觉都进不去,那么心灵精神自然进不去,结果就不会有所感、有所悟、有所得、有所通。下面以案例形式,谈论如何进行入化修炼:

案例:瓦解老公出轨的入化功夫修炼

在斗争哲学竞争频繁的今天,我们时常要去同化对方,此时,我们就要使用入化功夫。老公出轨是许多女士担心的问题,如何成功瓦解老公出轨的意图呢?不妨试试入化功夫。

入化第一步:进入。

进入相对矛盾的双方并不是一件容易的事，如果切入的角度不对，引起对方怀疑，后面的戏就没法演了。因此，在进入一定要找到同理的语言、行为和事件。否则你老公不是傻瓜，一眼看破你的意图，便会立即警觉和排斥你，你就不可能有进一步的转化机会了。

第一步十分关键，你要十分熟悉同理、移情技术，了解老公的喜好、动作和行为习惯，否则你没法进入他的内心世界。

入化第二步：理解。

深入品味和理解男人好色的本质源头，比较容易找到问题的关键。男人好色是自然生物本能吗？在什么条件下最好色？是否有钱有权就好色呢？男人好色选择什么样的对象？好色阶段有什么特别的行为举止吗？我能及时读出出轨男人的日常信息吗？男人出轨是因为什么直接原因呢？总之，如果不能全面解读你老公出轨的方方面面的关联性，你是难以准确制定拯救方案的。

入化第三步：转化。

你悄然进入了老公的频道，老公不反感你之后，你又深入理解了他出轨的原因。接着便是你悄悄设计替代出轨行为的新方案了。记住，古今中外，替代法都是一种最常见的有效的办法。当然不是让他再找一个新的美眉，而是从如下几个方面悄然下手：

一是加强自我媚力、魅力修炼；

二是在自己的气质上多加强修养，提升个人品位；

三是在教育子女对待男女朋友问题时让老公在场，最好是让他讲话；

四是激活他的新事业心和责任感，使之精力受限而无力出轨；

五是提高自己的性欲，耗尽其出轨的能量。

在运用入化功夫处理关系问题时，可以润物无声、悄无声息，也可大张旗鼓、电闪雷鸣。如某单位矛盾重重，最近新调来了一个十分有功夫的领导，他一上任，三天就将一个混乱无序的厂子调理得井然有序。其大刀阔斧的改革，其高超的入化功夫，的确令人神往。

生命总是在连接中走向高处。连接只是本质特征，进化是连接的目的，进化到什么程度？进化到大我程度。生命就这样由小到大，而后大中又分裂出小，又从小进化到大，如此反复，这就是关系宇宙中最为普遍的运动存在形式和规律。

入化修炼的常用方法：换位体验

什么是换位体验？换位体验不是同理心，同理心强调的是理性，是了解对方的理性需求。换位体验也不是简单的心理学移情，移情的侧重点是落在情上。而换位体验是对同理心和移情的综合表达，是通过换位去理解对方的情感、情绪和思维意识，即情和理，换位体验更大的特点是强调切入对象的过程和深度。

换位体验和前面讲的进入当下是不可严格分开的，两者几乎是同时发生的，如你和情人在花园谈情说爱，你就必须停留在此时此地此情人身上，你就必然进入对方此时此地的情感、情绪和意识状态，随着进入的加深，你必然会享受两个个体，两个灵魂在心中会合，心神必然会互相投入对方，融入对方，必然会抛开过去的不快和身边的鲜花，以及无关的人事物，在激情充溢的时刻，时间、空间、外物似乎同时"消失"，你与情人在拥吻中达到天人合一，双方的温暖和爱意绵绵都能共享共有共流动。于是，一个深刻的伟大的关系，就会在你俩之间创造出来，就会增进或升华你们之间的情感和亲密关系。你们会在当下共同创造出一个高潮，创造出一个全新突度，这个高潮会同时洗礼你们两个人的身心，会净化你俩的灵魂，会加速你俩心意相通、两情相悦的爱的浓度，会创造一个高浓度、高纯度的爱。一个人只要深刻体验到了爱的洗礼，那么他就会在一定时空内产生看山山有情、看水水有意的幸福感，就会对人生抱有更美好的希望。一份爱的体验就能点燃生命之火，就能净化人间，就能创造一片人间净土。

入化修炼的上上妙境：追寻高峰体验

"高峰体验"是弗洛伊德提出的一个新概念，它跟佛教的"开悟"本质上是一样的，当一个人品尝到高峰体验的妙境时，往往自然而然地化入大我之中，化入永恒宇宙之中，身、心、灵也全然贯通了。当然，"高峰体验"也有层级之分，高处尚有更高，佛陀的高度和弗洛伊德的高度是不同的。我们暂不考虑高度，无论哪一高度的"高峰体验"，都是极其珍贵难得的，许多人求了一辈子，因不得法，如同缘木求鱼。怎样获得高峰体验呢？不妨运用入化修炼，一步步让身心融化于宇宙自然中，或可进入"高峰体验"的妙境。

第一步：万物挥手任它去。

我们在认识新事物之前，一定要先处于全面放松状态。怎样才能放松呢？所谓放松，关键就在于一个"放"字。"放"当然不是真正能将大脑中已有的东西真正丢掉，而只是在面对新事物时，暂时放下以前大脑中的成见，以确保你的身、心都能同时面对此时此刻。

认识新事物必须全力以赴，因为我们的大脑在同一时间里，只可能将注意力集中于一点上，否则，我们的大脑便无能为力了。大脑在同一时间里，绝对不能既在这里，又在那里。

因此，在"放"字上，我们得深入理解。我们从母腹中生下来就开始吸收和摄取各种物质、信息和能量，迄今为止，我们的大脑已贮藏了许多东西，而现在我们要刻意将之暂时全部放下，包括一切文化的、教育的、经济的、哲学的、宗教的、信仰的、自然的、社会的，等等，都应放下，统统放下，就在此时此刻全放下。想象我们的大脑是空的，既没有任何有利的因素，也没有任何不利的阻碍，我们是处于原始的自然状态的，我们的目光像孩子一般纯洁好奇，仿佛对世界一无所知，仿佛世界的一切都是全新的，它们的结构、大小、尺寸、形状、色彩、运动形式，都是全新的。只有在此时此刻，我们才不会被过去的经验所左右，被过去的欲念所渗透。

我们此时免受一切因素干扰，像小孩一样，想笑就笑，想哭就哭，没有一丝一毫的牵挂，既不受道德的约束，也不受文化习俗的约束。

我就是我，我就是自然的我，我就是那个保持婴幼需求状态的我。我的目光是那样的好奇，讶然四顾，我的小手乱拍，什么都想要，我的小嘴什么都想吃。此时，我是全然开放的，是完全敞开的，没有任何顾忌的。我的每一寸肌肉，每一个细胞都是敞开的，都是裸露的，都是开放的。

第二步：天空任我自飞翔。

想象我是在平静地坐着。我坐在一间绝对安全、安静的、洁净的空房子里。我坐在一间比天空还大的房子里。天空中有美丽的高山，有秀丽的江水，有长满奇花异草的花园。我看见在万花丛中飞动的蝴蝶，我就是那只花蝴蝶，我自由地在阳光下扇动着翅膀。我开始飞向前面的鲜绿色的高山，飞过静静流淌的河流，飞向更遥远的天际。我的身影渐渐地在天边变得越来越小了，越来越小，小到只有一个点。这个点又越来越小，越来越小，小到只能看到一个似点非点的影子。影子又在继续挑战，直到完全消失在轻纱般的雾霭之中。此时，天空之下就只剩下了一些没有生命，没有精神的躯壳、山、水等。

第三步：一任桃花逐水流。

坐下来，坐在安静的房子里，一个人独坐。慢慢地闭上你的眼睛，使你的身体保持舒服，保持自然的放置，保持放松状态，慢慢地呼吸，均匀地呼吸，以致全身的肌肉都在呼吸中从束缚中自然而然地解放出来。现在想象眼前有开满了桃花的群山，桃花在春天的阳光下是那样的艳丽，山之侧，有一条浅浅见底的溪流，游鱼细石，水缓缓流淌。我就是溪水之侧斜卧着的桃树上的桃花之一，我只是一朵近水的桃花，我明艳，白中透红，成熟。风儿吹来，我就自然而然地被风吹落，我没有丝毫抗拒。我的飘落是自然的，是被动的。很快，我在轻风中旋转了几个圈，终于掉进了明净的溪水之中。我是那片红红的桃花，我被动地漂浮在溪水上面，溪水在静流，我也随着溪水在漂流。此时，我是任意漂浮的，完全没有主动挣扎，没有主动游泳，没有自救。我无须自救，我只是静静地躺在水面上。我没有动机，我不想干任何事情。我没有目的，我连动都懒得动。我是那片真正的桃花，我没有生命，我只是一片植物的红叶而已。我只是彻底地服从水的流向，我随波逐流，不作反抗，不作争斗，我只是淡然地躺着。我没有任何执着于行动的意念，我是彻底地放弃欲念，我只是在水上任水而流。我的眼睛并不存在，我只是一片红叶。只有流水两岸的眼睛是活着的,是一直盯着漂浮的桃花的。那个看的人不是我,我只是水中那片没有生命的红叶而已。我是无力的,我是轻飘飘地落在水上的。两岸的小草是绿色的,天空是蓝色的,鸟儿是欢畅的。这里只是春天的花园。一切都是自然地生长着,没有任何抗争,没有任何高压,没有任何私心,一切都凭着本性向外生长,蓬勃发展。这一切都是互不干涉的,自然的。溪水依然在前行,带着桃花前行。溪水依然在弯曲前行。桃花继续漂浮在水上,水向东,桃花向东;水向西,桃花向西。水打了个回旋,桃花也随之打了个回旋。溪水流进河流,桃花也流进河流。没有任何抗拒,没有任何逆意,我们完全依从生命的自然法则,我们自然而然会被带到神圣的目的地。桃花没有自主的意识,它只是一具空壳而已。此时,我们只是一个局外人,只是一个旁观者。

第四步:夜渡无人舟自横。

我们静静地坐着,静静地呼吸,只是呼吸。仿佛天地间只存在呼吸。仿佛大地也在呼吸,我们的呼吸与大地的呼吸同步,我与大地是统一的、和谐的。我就是大地,大地就是我,在我和大地之间完全保持着能量的流畅。此时的生命是宁静的,是感知的深化,也是认知的深化,生命就完全像"夜渡无人舟自横"。夜幕开始降临了。这里远离城市,远离一切嘈杂与喧嚣,这里有的只是自然的宁静与和谐。晚风轻轻地吹,田野里有虫子在低吟。因为它们知道自然的规律,白天阳光太烈,地面干燥,只有到夜幕降临后,大地才退却了余热,这些小虫才会开始清理嗓子。夜晚已来临,自然界白天蒸腾上升的热流到了夜晚才开始转向,由高空向地面吹拂,所以才会有丝丝凉风。大地的一切都浸入这凉风之中,舒快极了,清爽极了。

这里是一处僻静的村野,河水静静地淌着,河不宽,水流不急,微风吹过,水面漾起些细小的水纹,水纹无力。河旁泊着一条小木船,夜色越来越深,风儿渐渐增大。水纹已变成了小小的波浪。风和水波一同不停地摇着岸边的木船。一次,又一次……最后终于将夜船推得横向了对岸,此时你就是那条船。不难看出,此刻自然界是多么的和谐,多么互为因果的，能量是多么自然而然开始在万物间流畅的。我们依然静静地呼吸，与大自然共振。我们的生命就在这里，我们只用眼睛观想着生生不息的一切存在。我与天地共呼吸，此时，天地间就只听到呼吸声，大地在呼吸，江河在呼吸，山川在呼吸，一切生命都流畅不止。

我们此时是放松的，全面的放松。我们此时不只坐着休息，也可以走动起来，跳动起来，呼唤起来，疯狂起来，无论什么形式的运动都可以，我们只是不思维。我们平常思维得太多，此时，暂时停止思考，我们在此只强化我们整个生命的呼吸。随着某种被采取的运动形式，我们在呼吸中会觉得我们与自然万物皆接通了电流，仿佛开通了连接渠道。每深呼吸一次，就感觉从自然中流来了许多能量、许多信息、许多物质，这一切流动都朝着我的身体内部流来。我正在与万物进行能量交流，与大地共呼吸，与一切存在进行能量交流。随着呼吸的延长，体内力量逐渐变得充盈起来，精力变得充沛起来，血液流淌得更快起来。此时，我们会变得活生生，变得充满朝气、生机和活力。在深呼吸中，我们能与外界交流得愈充分，我们付出得愈多，自然我们得到的也会愈多。此时，不要思考，完全不要。我们要给大脑一个松懈的机会，要让大脑重新回到自然中来，重新回到生命的主流上来，回到生命的大道上来，回到生命的网络中来。总之，大脑也需要与一切保持能量的流动。

此时，我们不要关心环境中的一切，我们只需静静地呼吸，静静地观看，只是观看，而不是观察。我们的观看是无主的，无论眼前发生了什么，都与我无关。我们只是局外人，只是旁观者。我们不需要脑袋，不需要思维，只需带着眼睛上路。我们看一切事物，只看着其发展变化，我们自己不参与。我们不思不想，只是感知，只是体验。在整个呼吸中，我们只需体验，我们只体验被我们看到的存在物内能量流动的那个激动人心的场面。

我们只需体验那种因能量流动而使生命兴奋不已、感激不已的那份高潮，除此之外，我们什么也不需要做。尤其不需要思维，不需要逻辑的生命，我们只需要体验的生命，只需要感性的体验。没有这些体验，我们的人生会太简陋，会不丰富，会失去丰满和充盈。我们不需要把握事物发展的原因、结果以及其中的万千变化，只需体验其中能量流畅的高潮部分。我们缺少的是对外物的感动，战栗。因为，在能量流动的高峰期，也就是真实生命最富于生命力的时刻，也就是生命力最灿烂的时刻。此时，我们只需在呼吸中感知生命的高峰体验。

因为每当一个物质的生命中最真实的部分被我们感知时，我们就产生瞬间休克的震动和颤抖。整个呼吸也会随之加速，整个身体会出现片刻的混乱与骚动。此时，不要抗拒，这才是我们在呼吸和静观中得到的真实报酬。

在战栗中我们的肉体会产生如下几次跳跃和超越。

一是将快感及引起快感的体验以记忆信息的形式贮藏在体内，当然这种记忆会更深刻。二是这种记忆会时时不自觉地唤起我们对生命的热爱，旺盛生命的能量流淌着热爱，从而大大增强了对高峰体验的追求。三是会深深触动大脑深处的意识信息和潜意识信息，在触动中给大脑中一切已有的信息传送正面的积极的能量，从而达到改良我们的头脑的作用。这种体验在本质上才是我们生命的核心部分。所以，生命因此而生动，人生因此而富饶。在高峰体验后，我们将继续观看我们的呼吸。此时，呼吸会变得更精细，警觉也会更敏感，穿透力也会更强，更能在深层把握事物运作的本质。

"通心"的高级技巧之三：整合

痛苦的人都是碎片人，要消除痛苦，就得做碎片整合。

平凡人生的方方面面都有待整合，你大脑中的知识是需要整合的，你的人际关系是需要整合的，你的能力是需要整合的，你的资源是需要整合的，总之，你的一切都需要整合。

为了更好地理解整合的本质，我为大家想了一个公式，即："n=1"，或"无穷=1"。"n"等于无穷碎片相加，"1"等于整合的"整体"。

我们看到一棵树，它是由根、茎、叶、花、果大致五个要素组合而成，这棵树本来是一个整体，五个部分形成了能量流、信息流和形态流，它们都来自种子，种子是一，如今只是那个种子"1"分解成了树而已。你看到分解的动作时，就应同时看到种子"1"。

因此，为了吃透"通心"，我们应对世间万象的分与合，有严格训练。我们再来看另一个"心通万有"的公式：

"1=n"，或"1=无穷"。任何一个"1"，任何一个种子，都包含了宇宙万象，这个"1"，它可以化为"n"个不同的形态。

n=1和1=n，是一切存在的两种形态，因此我们只有知晓了这两个公式，我们才知道什么是整合，什么是被整合。

我们的心是1，但我们的心可以化为万有。正因为含藏万有，因此，佛教称之为"如来藏"，如果不含藏万有，心又怎么能与万有通呢？这在逻辑上是圆融的。一棵树化为一万片树叶，心都能与之通，因为它们都来自同一颗种子。

佛教是"不二教"，是"合二为一教"，是"全观整体教"，对于习惯于碎片分割的普通人来说，我们不可能当下成佛，我们需要一些训练才能成佛。那么，整合就是一种不错的训练。

你不整合，你只看到分裂，你的心不会通的。我们只有在不断整合之上才能有所发现、有所通。

"色即是空"和"空即是色"是不二的，"色即是空"代表万有整合后等于"1"，"1"即空，色即万有或无穷。反过来也成立，"空即是色"，"空"包藏万有的形态，当因缘到了时，种子就化为大树、化为万有。

心是宇宙最高级的种子，最高级的"空"和"1"。如果心不含藏万有，又怎么可能会通万有呢？这正如一对情人之间没有共同点，没有共同的情或欲，那么，他们两个人怎么会有心有灵犀一点通，甚至一见钟情呢？

佛讲"一沙一世界，一叶一菩提"，跟含藏万有也是同一个意思。

正如王阳明说，"知是心之本体，至善是心之本体，诚是心之本体，乐是心之本体，定是心之本体"，心含藏一切有史以来的宇宙精神，所以说，心是最高级别的宇宙存在。

"玩人生"才能活得充分和真实

我常用"玩人生"来处理生活中的冲突。

我在寺庙题字：歪着脑袋看世界，背着双手玩人生。为什么这么说，因为人生太沉重，今天，谁都有做不完的事业干不完的活，几乎没有专门去寻开心的时间，不得已，只能在工作中、事业中加入玩的心态，加入游戏的心态，我们才能纾解紧张、压力和疲劳。否则，累死了还不知怎么死的。

无论你从事什么工作，面对什么压力，处于什么环境，你只要在前面加一个"玩"字，一下就能当场化解心中的紧张和烦乱。

如我一个朋友被陷害关到看守所去了，领导授意要强力审讯，他是一个十分优秀的企业家，对人生悟得很透，面对诬陷被关，他从进去那一天起，便调整自己的状态，对被关采取进去玩的心态，对提审采取玩的态度，对啃馒头也采取玩的态度，总之，几个月后出来时，他气色十分好，我问他为何没消沉？他笑着说，我的一切行为前面都加了一个玩字。如玩走路、玩散步、玩旅游、玩上班、玩事业、玩项目、玩开会……唯有如此，才能度过苦难的日子、艰难的日子、被冤枉的日子，否则，一抱怨一急火攻心，在沉冤未雪之前就生病去世了，那对我就太不公平了。为了度过非常时期，我满脑子解决问题的方法，随便想了此招，便顺利看到陷害我的人走上了刑场。对方说我贪污受贿，结果自己反被查出是大贪污大受贿者。

针对这个严肃地做事的世界，如果没有一点娱乐精神，我们是没法化解因太严肃而导致的沉闷和紧张的，是没法活得像个人样的。

人生只不过是一场流动的电影，每个人短短几十年，一晃就过去了，如果一天到晚都一副死面孔，老板着脸，老阴沉着脸，仿佛全世界都在与之为敌一般，仿佛只有自己在为社会肩负着使命一样，那不是太累了吗？人与人之间，全是业务往来，见面亦是套话和严肃的话，那要我说，这样活着不如死了的好。

严肃不是人生，板着面孔也不是人生。人是来开心的，是来玩的，是和世界万类万象共舞的。今天的人几乎都缺娱乐精神，都缺乏开怀大笑的能力。我时常开玩笑对朋友说，我要开一所大笑培训班，让我们这个谨小慎微的民族，让我们这个沉重的民族，放下拘束，放下架子，仰首挺胸，放开喉咙，每天大笑几声。我想"开心频率"绝对是判定中国幸福指数的一个首要标准。

社会需要的是规范、是严谨、是彬彬有礼、是左右逢源，每个成年人都为了面子而保持着责任感、正统感，不敢随意展示自己的放松和快乐。正因为如此，我们都活得像僵尸一般，仿佛活在人间地狱之中，没有丝毫快乐可言，都不能从对象中解脱出来。

由于严重缺少娱乐精神，只有执着精神，这是真实生命之大忌，生命需要流动，而严肃死板却扼杀了生命的能量流动，一潭水如果没有活水加入，很快就会臭掉。而娱乐正是激活生命的那股清泉。娱乐是一扇打开生命的大门，每个人唯有通过娱乐而活得真实自在。

玩人生是以游戏娱乐的态度来面对执着，是叫我们从无明执着中解脱出来的优秀方法之一。错误的人生是二，正确的人生是一，二是分裂是竞争，需要他人廉价的尊严，一是整体、是统一的大我，是健康，是成熟。在玩中，我们才不会偏执一隅；在玩中，我们才是佛。

一切严肃的人都是活在生活表面的人，都是没有触摸到生命真谛的人。生命有许多层次，内在有许多风景，唯有"进入"方才体味。一个门外汉，他不可能感受到花园里的风景。

一个娱乐的人，无论他多么位卑职贱，他都是活在天堂的人，活在我之中的人。生命不只是为了活着，而是为了活好，活得充分。

一切外在的生命都以量而存在，而一切玩的人却是以质的生命而存在。

随机应变才是真佛

佛陀说法，所谓"观机适教""应病予药"，有契理的佛法，也有契机的佛法。尤其"四依止"更为我们订下了宗旨，就是"依法不依人、依义不依语、依智不依识、依了义不依不了义",只要能本诸四圣谛、三法印、十二因缘,而到四弘誓愿,尽管有种种的应机说法,但都有程序性、时间性;因为懂得时间、程序,才能有适应性而融通的佛法。

因此,佛陀的教法,常常同样的一个道理,有时在这里如是说,换了一个地方或不同根器的对象,便有不同的说法。因为佛陀善于"应机说法",有时候说"有",有时候说"空";有时候论"性",有时候谈"相";有时候讲"体",有时候议"用",所以学佛不要执着文字表相,要懂得"自依止,法依止,莫异依止"。以佛法发心立愿、精进不懈、积聚福德因缘,从了知苦集灭道而到实践四弘誓愿,如此成就佛道,则不为难矣!

现在的佛教界,异说纷纭,当然由于聪明才智、慧解的不同,所以对佛法的认知就有深浅、利钝的分别了。有一个禅宗故事:

两个沙弥分居在东西两个寺院,东寺的沙弥与西寺的沙弥经常奉师父的指示,到市场买菜,东寺的沙弥比较愚笨,西寺的沙弥比较聪慧。

有一次外出买菜,在十字路口相遇的时候,东寺的沙弥就问西寺的沙弥道:"今天要到哪里去?"

西寺的沙弥回答道:"我的腿走到哪里,就到哪里去!"

东寺的沙弥一听此话,不知如何回答。回寺告诉师父,师父怪他愚笨,怎么不会反问他:"如果你的腿不走,请问你要到哪里去?"

东寺的沙弥听后,又有一天,同样在十字路口相遇,东寺的沙弥再问西寺的沙弥:"你今天到哪里去?"

西寺的沙弥说:"风吹到哪里,我就到哪里!"

因为回答的内容变了,东寺的沙弥又是一时语塞,不知如何回答。回去后师父又怪他:"为什么你不问他:如果没有风,你又要到哪里去呢?"

东寺的沙弥只有再等机会。果然有一天又在十字路口相遇,东寺的沙弥便胸有成竹地问西寺的沙弥:"你今天要到哪里去?"

西寺的沙弥说:"我要到市场买菜去!"

"到市场买菜去！"就这么平常简单的事，却要经过那么多的过程才能懂得，何况对于"从四圣谛到四弘誓愿"之大小乘佛教融合的开展，如果没有通达的聪慧、悟性来把它们连贯起来，自然也就不容易圆满理解了！

结束语

当代国医大师邓铁涛是如何正确认识中医的

中医药学是中华文化的瑰宝，但真正认识中医药学的真价值，对世人来说，对医学界甚至对一些中医来说，却不容易！

20多年前在一次中医学术会议上，有位西学中专家说："抗生素发明之后，中医治疗肺炎便落后了；速尿发明之后，中医治疗水肿便落后了。"前几年有青年中医写文章认为："中医药变也得变，不变也得变。"往哪变呢，朝西医方向变。去年又有资深的中医专家写调查文章，认为中医的临床优势病种越来越少了。如此之类的文章还不少，多立足于批判中医理论之错误或不足，或对某些理论抽象的肯定、具体的否定。这都反映一部分学者对中医药学的信心不足，一种信任危机在滋长蔓延，这是一种危险的思潮。

许多人看待中医，首先认定中医药学是古老的东西，古老的科学必然落后，认为中医虽能治好病，但没有实验做依据，与现代科学脱节，就不能算是科学。而西医的发展与其他科学同步，因而是先进的。难怪有资深的中医学者说"如今西医学已能洞察细微，无所不至，在治疗上则可换心换肝，无所不能"，在中西比较中就把中医药学放在"三等公民"的地位上了！

我们应该怎样看待中、西医呢？我认为必须用科学的哲学——历史唯物主义与辩证唯物主义作为指导思想，去深入考虑中医的问题。

一谈唯物史观看中医：

1949年以前半个世纪，中医受尽了轻视、歧视、排斥的待遇，未被消灭已属万幸。新中国成立后，王斌思想影响深远，中医药处于被改造的地位，其间虽经毛泽东、周恩来等老一辈革命家对王斌等公开批评并撤职，党中央一再强调要正确贯彻中医政策，并成立了中医研究院和几所中医学院，但中医事业的发展仍无大进展。直到1986年12月国家中医药管理局成立之后，中医药的发展，才有组织上的保证。中医药事业真正得到发展，是在1986年之后。一百年来的中医，50年是被压迫期，30多年为不冷不热期，真正大踏步前进的历史只有15年耳！与20世纪一百年来全世界西医的命运相比，真是天地之别！尽管如此，20世纪80年代，中医开始走向世界，先是针灸热，然后是中医热。欧美等医学发达国家逐步承认中医师的专业地位，针刺治疗早已纳入医疗保险系统、伦敦英国人排队看中医，德国人预约住中医院已不是奇闻。美国医师有3000人学习并掌握中医的针刺术（反观我国西医懂针灸者有几人）。

20世纪是科学成就惊人的年代，世界西医学的发展可谓风正一帆悬；而中医学的遭遇则逆风逆水，水下有险滩无数！如果中医药学没有超时代的科学积淀，能在20世纪末与西医学同时得到世界人民的认可吗？难道这样的历史对比还不值得炎黄子孙欢呼雀跃吗？奉劝对中医信心不足的同志，千万不可只能明察秋毫之末而不见舆薪。

二谈唯物辩证看中医：

1.实践是检验真理的唯一标准

中医历经几千年，推而不倒。靠什么？靠治病有效果。如果中医治病无效，早就被人民所抛弃了。但贬低中医的人又说中医是经验医学，又说中医的经验不能重复……我认为那些没有中医理论与实践经验的人，只知照方开药，的确是难以重复宝贵经验的。中医师的高明与否，与其理论基础、临证经验、文化素养成正比，试翻阅历代名医著作及现代名中医的事迹足以为证。说中医只是经验医学是毫无根据的。

2.微观是科学，宏观也是科学

西医是微观医学，从细胞到分子、基因……越来越细。中医学的理论与之相反，是宏观医学，把人（病人）放在天地之间去观察去研究。西医能治好病人，中医也能治好病人，按照真理的标准来看，并结合上述观点，中西医不能互相排斥，正好是互相补充，是既矛盾又统一的。

微观与宏观相结合会创造出更深的理论，取得更好的效果。这是后现代科学的发展方向。

诺贝尔奖获得者杨振宁博士于2002年5月8日在"世纪大讲堂"作了《美与物理》的报告，其中说道："最近这十年、二十年来，发展了一个新的在微观物理学跟宏观物理学之间的一个物理学，叫作介观物理，是不是也可以翻译为介观物理学。这个介观所研究的是在宏观物理学（那就是像日常大小的东西，或者更大的东西）跟微观物理学（原子物理学）之间的领域。所以比如说是10的负6次方埃或者是10的负7次方埃这种物理学，这个学问现在正在澎湃的发展，倒不是因为那么多的人要想去研究量子力学的解释，而是因为这个领域与工业有密切的关系。……二十年或者三十年之后，因为工业发展的推动，所发展出来的介观物理学可以使得量子力学的解释发生新的革命性的发展，这是可能的。"

上述引文杨先生讲的是量子力学的问题，似乎扯不到医学上去。但如果从哲学的高度来看，道理是相通的。人是生长在天地这个大自然环境之中的，人怎能离开大自然而生存，疾病怎能离开大自然的影响。从生物发展到人，是大自然千百万年的塑造，考古学可以给你详细的答案，考古学也离不开宏观的研究。它也是宏观与微观相结合才能发展的。

试以重症肌无力之治疗为例：西医的微观研究相当深入，还能造出动物模型，发明了"新斯的明"，疗效迅速，强的松更是治此病的王牌药物，但都只能治标不能治本。胸腺摘除说是有特效，其实多数病例仍然复发。我们从宏观认识，重症肌无力是脾胃虚损、五脏相关的顽疾，采用升发脾阳大补脾胃为主，兼治五脏。此病属虚损之症，故无症状之后仍须服药两年则可以根治。但当病人呼吸危象出现，不能饮食时，我们采用注射新斯的明治标，使之能口服中药与进食，几天之后多能度过危关，这就是宏观与微观相结合的例子。

许多中医特别是年轻的中医不明此理，一接触西医的微观科学，反观中医的阴阳五行，便怀疑中医的科学性，便不好好地去读中医书！

3.继承与创新

我们是一个发展中国家，比起发达国家我们的科技创新能力不如人家。所以目前国家号召科学技术人员必须努力创新，以追赶世界，强调与世界接轨。但中医学与其他科学不同，论中医学，最高的水平当然在中国，论接轨是外国向我们接轨。

我国著名的社会科学家田森教授说，中医药学是我国的第五大发明。我认为中医药不像其他四大发明那样已被外国学到手并已超出我们很远了，中医药学在11世纪曾经影响阿拉伯医学，我国人痘接种曾启发牛痘接种，免疫学的实践源于中医。但中医药真正走出国门，给世界医学以深刻的影响，才刚刚开始。

站在世界的角度看，举凡中医处理疾病卓有成效的方法，在外国专家眼中，都是新鲜事物，是创新。举例如"针四缝"治疗急腹症——蛔虫团梗阻，既简单又速效，又省钱。在外国医家看来却多么神奇！把这一疗法放到世界医学中去，就是现代化的成果。什么叫现代化？就医学而言，不应只追求形式，不应以时间定位，应该用最少的支出，以最短的时间，达到最佳的效果，这才是世界人民对现代化医学的要求。病人住院从头到脚，做各种仪器检查，出院交费几十万元，这就是现代化吗？继承与创新是一对矛盾，两者不能偏废，但具体情况不同，矛盾双方会有所侧重，不能一成不变地去看待问题，处理问题。以中医药学而言，继承与创新都重要，但如今显然继承不足才是矛盾的主要方面。中央对中医工作的指示首先指出——"中医不能丢"。因为中医几千年得来的宝贝丢失得太多了。努力发掘宝库，加以整理就是创新，但可惜的是，我们当前的医、教、研，都努力引进西医的东西以图说明中医之理论，或以西医的理论改造中医的精华，以为是在创新。这种错误的倾向，影响中医的发展已数十年了，不能不引起我们的反省。已故卫生部部长崔月犁曾指出，我们培养的高级中医是中西医两个中专的水平，他早就给中医教育敲警钟了！为了更有成效地创新，全国中医，特别是中青年中医，都先来个大温课，重读四大经典与历代名家学说，以提高临床和理论水平，在这个基础上，中医学与21世纪的最新科技相结合，走自己的路才能闯出新天地,为世界人民的健康做出贡献。高楼必须建在厚实的基础上,中医药学之大发展呼吁打基础。然而"重西轻中"已成时尚,故必须大力扭转。否则创新也无用,也可以视而不见。

20世纪60年代,天津市传染病医院院长学了中医之后,某地发现白喉开始流行,急需白喉血清,向他求助。他估计该地要接种血清的量,集中半个中国的存货都不够用。他便运用所学,继承中医治白喉之法,用养阴清肺汤,并拆方减成只用四味药,制成水剂,发往该地,把白喉的流行制止了。每一病例治疗成本才1.5元,且能免除今后再用血清时有血清反应之弊。这是一个继承与创新的好例子,但这样的优秀成果,没有人继续再加以研究发扬,多可惜啊!为什么被冷置呢?我看因为不是外国人发明的,国内的某些专家会给你以阻力而不是动力。"重西轻中"这一顽疾若得不到根治,中医的创造发明与推广——难矣!

中医药当前的继承与创新,主要矛盾在"继承",中医工作应在这方面下大力气。

三谈神圣的使命,当中医的脊梁:

一种错误的思想,认为凡西医能解决的,中医便应靠边站,在西医学最新成就面前手足无措,忘记了中医药是中华民族用多少病人的性命和多少先贤的智慧换来的。我们岐黄子孙能够盲目地把中华文化的瑰宝从我们手上丢失么?如果这样一个伟大宝库丢掉了,不仅对不起祖宗与子孙,也对不起世界人民。中医药学不仅属于中国,同样属于世界,不存在中外与宗派之争。

抗生素发明之后,肺炎便不需要中医了吗?老年肺炎、虚寒证的肺炎,用上中医药就会得救了。我常遇此等证,用桂枝汤或小青龙汤之类,帮抗生素一把。我曾在西医院会诊一例水肿病人,已肿至啤酒桶一样,不能卧,乃特制大木椅坐着,医院已用了不少速尿,就是不能消肿,请我会诊,我采用真武汤加味,约半月,患者前后判若两人,带着空木椅出院了。我的学生杨伊凡1995年3月3日在澳大利亚悉尼,应患者的母亲(白人)邀请,抢救一个6个月的女婴,该婴患先天性心脏病,已住院四个月，一直住特级护理病房，正在等候去墨尔本进行心脏移植。当时患者的病情越来越坏，医生认为没有希望，准备停止抢救，才同意患者家属请中医治疗。从X线显示，由于心脏增大，两肺挤到两边，心率180次/分，发热，心衰，6个月的婴儿体重只有4公斤。医院主要用强心剂和抗生素。杨医生在医院限制其中药输入量的条件下，3月3日到8日先用花旗参后用生脉散，之后，医生认为婴儿生存有望，准许中药的输入量由10mL增加至30mL。婴儿肤色转红，四肢温度升高，大便成型，体重增加100g，体温仍有反复，但从未再超过40℃。杨氏处方增加药味，中药输入量增至60mL。3月12日，肺水肿继续消退，心功能逐步增强，已除去插在气管的输氧管，4个月来第一次用鼻自然呼吸。前后对比心脏缩小，各项健康指标均有改善，患儿已完全脱离危险期。医院仍决定将患儿送墨尔本进行心脏移植，杨氏反对搬动病儿无效。3月20日患儿去墨尔本，因空中运行不适，当晚又出现呼吸困难。24日以后病情较差，已没有做心脏移植手术的可能，又飞返悉尼，于4月1日死于医院。上面详述这一病例，无非想说明换心换肝并不是说来那么轻巧，以为中医药毫无用处，是过时的早期产品。中医重视治未病，治在前头，可以不用换肝那有多好呢？就不信肝纤维化是不可逆的，肝硬化早期治疗好了，何必去换肝呢？当然，也应肯定能换肝换心是很高明的。

　　目前世界医学正在害怕将来无药可治抗药性的凶险细菌病，中医应该站出来，为世界医学家分忧，研究消炎抗菌的治法与方药，不应袖手旁观。

　　中医药学是中国的，也是世界的，但我们不努力行吗？目前世界上最欠缺的是高水平的中医，欠缺能在临床上有真功夫的千千万万个铁杆中医。中医药的发展要有一大批中医的脊梁之才！

他语

百岁寿星悟出的一句话长寿经

105岁寿星陈椿说:"我的长寿秘诀是可喜不大喜,可忧不大忧。"

将军寿星张学良说:"宽宏大量益长寿。"

105岁寿星向多本说:"甘于淡泊名利人长寿。"

百岁老人孙越琦说:"做事无愧于人,就心安理得,就可以活得长些。"

104岁寿星喻育之说:"广交良友,有益健康。"

百岁夫妻袁敦梓和毛惠琴说:"家庭和睦人长寿。"

123岁寿星玛丽亚·德卡尔莫·热罗米英说:"独身也是一种长寿。"

百岁寿星郎静山说:"从事创造性劳动者益健康。"

114岁寿星列舍保说:"我干一辈子农活,劳动使人长寿。"

137岁寿星吐地沙拉依说:"我的长寿秘诀是养身在动,养心在静,动静结合。"

百岁内道功高师吴育青说:"我整个身心都放在习练内道功上。"

104岁寿星吴图南说:"我从9岁开始练太极拳。"

103岁寿星谢肇说:"每天早晨起床做手脚按摩可健身。"

103岁寿星冯阿凤说:"我的长寿秘诀是早早起、勤梳洗。每天梳头半小时。"

130岁寿星库尔亚克说:"我的长寿秘诀是早睡早起,起居有常。"

103岁寿星孙璇说:"我讲究食物搭配,荤素平衡,营养平衡。"

116岁寿星舒均和说:"粗茶淡饭人长寿。"

117岁寿星阿吾拉说:"我喜欢吃瓜果。"

百岁寿星孙墨佛说:"我喜欢吃大葱、大蒜。"

日本112岁寿星白滨若说:"我喜欢吃豆腐。"

109岁寿星李本善说:"我爱好读书,寓养生保健于读书之中。"

百岁寿星郭惟一说:"我喜欢音乐,音乐是生命的火花。"

119岁寿星买买提·托手提说:"吃得香甜,睡得安稳,所以我一个人活了两个人的寿命。"

百岁棋王谢侠逊说:"嗜棋者长寿。"

111岁寿星苏局仙说:"练书画能强身延寿。"

116岁寿星让·卡尔迈说:"钓鱼有益于身心健康。"

105岁寿星张门氏说:"我的长寿秘诀是喝茶。"

附录

赠送长寿老人悟出的32首养生诗

1.快乐长寿
要是心情愉快,健康就会常在。
要是心境开朗,眼前一片光明。
要是经常知足,就会感到幸福。
要是不计名利,就会感到如意。
学会制造快乐,就会拥有幸福。
学会驱散烦恼,就会拥有健康。

2.清字长寿歌
清白的一生德性好,清爽的一身勤洗澡。
清醒的头脑睡得早,清新的空气常晨跑。
清淡的饮食求温饱,清洁的房间多打扫。
清香的烟酒不沾好,清宁的环境无烦恼。
清心的生活情欲少,清亮的眼睛人未老。

3."常"字歌
美好时光心常忆,美丽风景心常游。
舒心春酒心常饮,舒心诗歌心常吟。
宽怀知友心常聚,宽怀笑声心常开。
抒情琴声心常合,抒情民乐心常听。

4."多"字歌
多吟风光明媚诗,多看林中鸟影轻。
多读悦情好文章,多听深山流水清。
多吃粗茶和淡饭,多与朝霞早操行。

多与儿孙拉家常，多与伴侣交真心。
多出户外伴阳光，多与长寿摆棋局。

5.五字不老歌
人老心不老，勤动手足脑；
人老神不老，乐观精神好；
人老气不老，烦愁被吓跑；
人老志不老，奉献不能少；
人老情不老，相伴乐陶陶；
人老不服老，生活有目标；
人老不惧老，仍拣重担挑；
人老不摆老，学习永不骄；
人老不怕老，困难吓不倒；
人老不卖老，甘作一小草。

6.知节歌
言语知节则愆失少，
举动知节则悔过少，
爱慕知节则营求少，
欢乐知节则祸败少，
饮食知节则疾病少。

7.节欲歌
心神欲静胸怀欲开，
骨力欲动筋骨欲硬，
脊梁欲直肠胃欲净，
舌端欲卷脚跟欲定，
耳目欲清精魂欲正。

8.养生歌
宠辱不惊，肝木自宁。
动静以敬，心火自定。
饮食有节，脾土不泄。
调息寡言，肺金自全。
恬淡寡欲，肾水自足。

9.三七养生歌
吃饭：三分肚饥七分饱；
遇事：三分忧虑七分欢；
吃菜：三分咸度七分淡；
外出：三分坐车七分行；
饮食：三分荤菜七分素；
健身：三分娱乐七分练；
穿着：三分凉意七分暖；
交际：三分性急七分宽；
夫妻：三分相别七分伴；
情欲：三分欢乐七分免。

10.安然歌
休干房间一单元，出也安然，入也安然；
布衣得暖胜丝绵，长也可穿，短也可穿；
粗茶淡饭饱三餐，早也香甜，晚也香甜；
几盆花草摆窗前，红也可观，绿也可观；
静时把卷谈书篇，学点先贤，记点格言；
褒善抨恶靠直观，词填一片，诗写一篇；
濡墨挥毫雅量宽，几笔远山，几笔幽兰；
洞箫六孔七音全，一曲愁遣，一曲兴添；

漫步当车莫停骖,今日半万,明日八千;
为人不被名利牵,不列仙班,也列仙班。

11.一年歌
一年三百六十日,春夏秋冬各九十。
冬寒夏热最难当,寒则如刀热如炙。
春三秋九好温和,天气温和风雨多。
一年细算良辰少,况且难逢美景何?
美景良辰倘遭遇,又有赏心并乐事。
不烧高烛照芳尊,也是虚生在人世。
古人有言亦达哉,劝人秉烛夜游来。
春宵一刻千金价,我道千金买不回。

12.和一世歌
拂意事多如意少,年华倏忽催人老。
人生行乐须及时,切莫蹉跎成懊恼。
晴和天气即良辰,明月娇花光景好。
荣枯各自有安排,月下花前且潦倒。
金殿蓬莱甚渺茫,三径优游乐不了。
眼前快活是良图,免得中年头白早。
迷途今是昨俱非,达人心里有分晓。
须知富贵不久长,梁园梓泽成荒草。
莫待白杨起悲风,愁多先用酒来扫。

13.花下酌酒歌
九十春光一掷梭,花下酌酒且高歌。
枝上花开能几日,世上人生能几何?
昨朝花胜今朝好,今朝花落成秋草。
花前人是去年身,去年人比今年老。

今日花开又一枝，明日来看知是谁。
明年今日花开杏，今日明年谁得知？
天时不测多风雨，人事难量多龃龉。
天时人事两不齐，莫把春光付流水。
好花虽种不常开，少年易老不重来。
人生不向花前醉，花笑人生也是呆。

14.散诞歌
散诞即神仙，
快心宽宇宙。
衣虽粗，莫嫌厚，
且喜身暖风不透；
屋虽小，莫嫌旧，
且喜天阴雨不漏。
身安莫怨贫，
无病休嫌瘦。
有了一宿与三餐，
这等清福难消受。

15.知福歌
小小房，低低屋，
粗粗衣，稀稀粥，
命该咬菜根，
莫想多食肉。
唯适意，怕甚的鬓斑斑？
但开怀，为甚的眉蹙蹙？
看上虽不如，比下当知足。
日食三餐，夜眠一宿。
随意家常，平安是福。

也不求荣，也不招辱。
待时守分，知机寡欲。
有大才必有大用，
有余德必有余禄。
乐善存心，
不欺不惑。
时时刻刻净灵台，
莫教秽污来浑浊。
算什么命，问什么卜？
欺人是祸，饶人是福。
若依斯言，神钦鬼服。

16.十叟长寿歌
昔有行路人，海滨逢十叟。
年皆百岁余，精神加倍有。
诚心前拜求，何以得高寿？
一叟捻须曰：我不湎旨酒；
二叟笑莞尔：饭后百步走；
三叟整衣袖：服劳自动手；
四叟拄木杖：安步当车久；
五叟摩巨鼻：清气通窗牖；
六叟抚赤颊：沐日令颜黝；
七叟稳回旋：太极日月走；
八叟理短鬓：早起亦早休；
九叟颔首频：未作私利求（淡泊甘蔬糗）；
十叟轩双眉：坦坦无忧愁。
善哉十叟词，妙诀一一剖；
若能遵以行，定卜登上寿。

17.十寿歌
一要寿,横逆之来欢喜受;
二要寿,灵台密闭无情窦;
三要寿,艳舞娇歌屏左右;
四要寿,远离恩爱如仇寇;
五要寿,俭以保贫常守旧;
六要寿,平生莫谴双眉皱;
七要寿,浮名不与人争斗;
八要寿,以客忘费娱清昼;
九要寿,谨防坐卧风穿牖;
十要寿,断酒莫教滋味厚。

18.知足歌
人生尽有福,人苦不知足。
思量事累苦,闲静便是福。
思量疾厄苦,健康便是福。
思量患难苦,平安便是福。
思量死亡苦,生存便是福。
思量奔波苦,居家便是福。
思量囚牢苦,守法便是福。
思量下愚苦,明理便是福。
莫谓我身不如人,
不如我者正繁多。
退步思量海洋阔,
眼前便见许多福。
人骑骏马我骑驴,
仔细思量叹不如。
待我回头看,还有推车汉。
知足第一富,无病第一利。

行善第一乐，善友第一亲。

19.摄养诗
——龚廷贤
惜气存精更养神，少思寡欲勿劳心。
食惟半饱无兼味，酒止三分莫过频。
每把戏言多取笑，常含乐意莫生嗔，
炎凉变诈都休问，任我逍遥过百春。

20.知足歌

知足歌，知足歌，栋垣何必要嵯峨？茅屋数椽蔽风雨，颇堪容膝且由他。君不见世间还有无家者，露处沙眠可奈何？请看破，莫求过，竹篱茅舍常知足，便是神仙安乐窝。（咏居室）

知足歌，知足歌，田园何必苦谋多？只用平畴十数亩，或禾或菽自耕锄。君不见世间还有无田者，籽粒艰难可奈何？请看破，莫求过，一犁春雨常知足，身伴闲云挂绿蓑。（咏田产）

知足歌，知足歌，衣裳何必用绫罗？布衣亦足遮身体，破袖胸中保太和。君不见世间还有无衣者，霜雪侵肌可奈何？请看破，莫求过，鹑衣百结常知足，胜佩朝臣待漏珂。（咏衣服）

知足歌，知足歌，盘餐何必羡鱼鹅？蔬食菜羹聊适口，欣然一饱便吟哦。君不见世间还有无粮者，囊冷烟消可奈何？请看破，莫求过，粗茶淡饭常知足，鼓腹邀游仿太和。（咏饮食）

知足歌，知足歌，娶妻何必定娇娥？荆钗布裙知勤俭，黾勉同心乐更多。君不见世间还有无妻者，独宿孤眠可奈何？请看破，莫求过，妻房丑陋常知足，白首谐欢胜翠峨。（咏妻房）

知足歌，知足歌，养儿何必尽登科？当知有子万事足，虽然顽钝可磋磨。君不见世间还有无儿者，只影单形可奈何？请看破，莫求过，有儿绕膝常知足，切莫劳形作马骡。（咏子息）

21. 养生诗

——北宋著名思想家邵雍

爽口物多终作疾，

快心事过必为殃。

知君病后能服药，

不若病前能自防。

22. 养生要集

——唐张湛

多思则神殆，

多念则志散，

多欲则损智，

多事则形疲。

23. 知命歌

扰扰浮生，待足何时足？

据现在随家丰俭，便堪龟缩。

得意浓时休进步，须防世事多反复。

枉教人白了少年头，空碌碌？

谁不愿黄金屋，谁不愿千钟粟？

算五行，不是这般题目。

枉使心机休计较，儿孙自有儿孙福。

又何须采药上蓬莱，但寡欲。

24. 续附·养生要诀

——明胡文焕

戒暴怒以养其性，

少思虑以养其神，

省言语以养其气，

绝私念以养其心。

25.高贤自咏
半间屋，六尺地，虽不庄严，却也精致。
蒲作团，布作被，日间可坐，夜间可睡。
灯一盏，香一柱，石磬数声，木鱼几击。
龛尝关，门尝闭，好人好参，恶人回避。
发不剃，肉不忌，道人心肠，儒家服制。
上无师，下无弟，不传钵，不立文字。
不参禅，不说偈，但无妄想，亦无妄意。
不贪荣，不贪利，无挂碍，无拘束，
了清静缘，作解脱计。
闲便来，忙便去，省闲非，省闲气，
也非庵，也非寺，
在家出家，在世出世，
此即上乘，此即三昧。
日复日，岁复岁，毕我这生，任我后裔。

26.安贫咏
黄菜叶，白盐炒，只要撑得肚皮饱。
若因滋味妄贪求，须多俯仰增烦恼。
破衲头，无价宝，补上又补年年好。
盈箱满笼替人藏，何曾件件穿到老。
硬木床，铺软草。高枕无忧酣睡了。
锦衾绣褥不成眠，翻来覆去天已晚。
旧房屋，只要扫，及时修理便不倒。
近来多少好楼台，半成瓦砾生青草。

27.邵尧夫养心歌

得岁月，延岁月，得欢悦，且欢悦。
万事乘除总在天，何必愁肠千万结？
放心宽，莫量窄，古今兴废如眉列。
金谷繁华眼底尘，淮阴事业锋头血。
陶潜篱畔菊花黄，范蠡湖边芦絮白。
临潼会上胆气雄，丹阳县里箫声绝。
时来顽铁有光辉，运退黄金无艳色。
逍遥且学圣贤心，到此方知滋味别。
粗衣淡饭足家常，养得浮生一世拙。

28.醒迷歌

醒迷人，甘淡泊，茅屋布衣心便足。
布衣不破胜罗衣，茅屋不漏如瓦屋。
不求荣，不近辱，平心随分随时俗。
违却人间是与非，逢场作戏相欢逐。
也若毅，也若朴，一心正直无私曲。
终朝睡到日三竿，起来几碗黄齑粥。
吃一碗，唱一曲，自歌自在无拘束。
客来相顾奉清茶，客去还将猿马缚。
或弹丝，或品竹，总笑他人空碌碌。
南北奔驰为利名，为谁辛苦为谁蓄？
夫妻缘，儿女欲，雨里鲜花风里烛。
多少乌头送白头，多少老人为少哭。
满堂金，满堂玉，何曾买得无常足。
临危终觉一场空，只有孤身无伴束。
厚木棺，坚石椁，此身也向黄泉伏。
世上从无再活人，何须苦苦多劳碌。
张门田，李门屋，今日钱家明日陆。

桑田变海海为田，从来如此多反复。
识得破，万事足，惟有修行为己禄。
百般美玩眼前花，无虑无忧方是福。
时未来，眉莫蹙，八字亨通有迟速。
甘罗十二受秦恩，太公八十食周禄。
笑阿房，叹金谷，古来兴废如棋局。
我今打破醒迷关，迷者欲醒须当读。

29.安命歌
安命歌，安命歌，人生有命待如何？
也有画栋连云汉，也有蓬门施薜萝。
石崇昔日繁华谷，邵子当年安乐窝。
他的雕甍强似我。我的幽斋胜似他。
安命歌，歌也么歌。
安命歌，安命歌，人生有命待如何？
也有贵客飘朱绂，也有田翁扳绿蓑。
苏秦锦绣千层有，卜子悬鹑百结多。
他的轻裘强似我，我的粗衣胜似他。
安命歌，歌也么歌。
安命歌，安命歌，人生有命待如何？
也有筵开玳瑁席，也有尘封釜甑无。
何曾下箸千钱少，范子齑盐一味疏。
他的珍肴强似我，我的藜羹胜似他。
安命歌，歌也么歌。
安命歌，安命歌，人生有命待如何？
也有村汉盈千贯，也有才人没一蚨。
陶朱致富花添锦，蒙正挨贫灰拨炉。
他的朱提强似我，我的青灯胜似他。
安命歌，歌也么歌。

安命歌，安命歌，人生有命待如何？
也有早岁登黄甲，也有晚年钓碧波。
终军射策年方富，梁颢成名鬓已皤。
他的春华强似我，我的秋荣胜似他。
安命歌，歌也么歌。
安命歌，安命歌，人生有命待如何？
也有壮岁生麟趾，也有衰龄产凤雏。
燕山丹桂先秋发？合浦明珠老蚌多。
他的龙驹强似我，我的宁馨胜似他。
安命歌，歌也么歌。

30.莫愁诗

世事茫茫无了期，何须苦苦用心机。寻些乐处酌杯酒，偷个闲时诵首诗。

放荡五湖思范蠡，纵横六国笑张仪。百年光景须臾事，日日追欢也是迟。

诸般得失总虚花，展放眉头莫自嗟。几朵鲜花除世虑，三杯美酒醉韶华。

徐行野径闲情惬，静坐茅斋逸趣嘉。分外不须多着意，惟将快乐当生涯。

衣食无亏便好休，人生在世一蜉蝣。陶朱不享千年富，韩信空成十大谋。

花落三春莺怨恨，菊开九月燕悲愁。闲居安静多清福，何必荣封万户侯。

也学如来也学仙，携樽随处乐陶然。人情只堪付一笑，世事须知无百年。

皓首难陪东阁宴，清风自足北窗眠。休将烦恼盘心思，急须嬉笑舞疯癫。

人生安分且逍遥，莫向明时叹不遭。赫赫有时还寂寂，闲闲到底胜劳劳。

一心似水唯平好，万事如棋不着高。王谢功名有遗恨，怎如颜性乐陶陶。

花甲之外乐余年，秃发留须半是禅。杖挂百钱村店里，手持一卷草堂前。

功名与我无干涉，事业随他别处牵。恼怒不生愁闷灭，饥来吃饭困来眠。

歌几回来笑几回，人生全要自开怀。百千万事应难了，五六十年容易来。

得一日闲闲一日，遇三杯饮饮三杯。焦愁恼怒都消散，免致浮躯气早衰。

六尺眼前安乐身，四时怎忍负良辰。温和天气春秋月，道义宾朋三五人。

量力杯盘随草具，开怀笑语任天真。细看如此清闲事，虽老何须更厌频。

为士幸而居盛世，住家况复在中都。虚名浮利非我有，绿水青山何处无。

胜游只宜寻美景，命俦须是选吾徒。快乐原是闲人事，况与偷闲事更殊。

得失乘除总在天，机关用尽也徒然。人心不足蛇吞象，世事到头螂捕蝉。

无药可延卿相寿，百钱难买子孙贤。家常安分随缘过，便是逍遥快乐仙。

穿几多来吃几多，何须苦苦受奔波。财过北斗成何用，位列三公做什么。

眼底浮云轻似纸，天边飞兔疾如梭。而今痴梦才呼醒，急享茅底快乐窝。

举世不忘浑不了，寄身谁识等浮沤。谋生尽作千年计，公道还当一死休。

西下夕阳难把手,东流逝水绝回头。世人不解苍天意,空令身心夜半愁。

一寸光阴不轻抛,徒为百计苦虚劳。观生如客岂能久,信死有期安可逃。

绿鬓易凋愁渐改,黄金虽富铸难牢。从今莫着惺惺眼,沉醉何妨枕曲糟。

人生在世数蜉蝣,转眼乌头换白头。百岁光阴能有几,一场扯淡没来由。

当年楚汉今何在,昔日萧曹尽已休。遇饮酒时须饮酒,青山偏会笑人愁。

31.憨山大师劝世文

红尘白浪两茫茫,忍辱柔和是妙方。
到处随缘延岁月,终身安分度时光。
休将自己心田昧,莫把他人过失扬。
谨慎应酬无懊恼,耐烦做事好商量。
从来硬弩弦先断,每见刚刀口易伤。
惹祸只因闲口舌,招愆多为狠心肠。
是非不必争人我,彼此何须论长短。
世界由来多缺陷,幻躯焉得免无常?
吃些亏处原无碍,退让三分也无妨。
春日才看杨柳绿,秋风又见菊花黄。
荣华终是三更梦,富贵还同九月霜。
老病死生谁替得?酸甜苦辣自承当。
人从巧计夸伶俐,天自从容定主张。
诌曲贪嗔堕地狱,公平正直即天堂。
麝因香重身先死,蚕为丝多命早亡。
一剂养神平胃散,两盅和气二陈汤。
生前枉费心千万,死后空持手一双。

悲欢离合朝朝闹，富贵穷通日日忙。
休得争强来斗胜，百年浑是戏文章。
顷刻一声锣鼓歇，不知何处是家乡。

32.顺治皇帝归山歌
天下丛林饭似山，衣钵到处任君餐。
黄金白玉非为贵，唯有袈裟披最难。
朕乃大地山河主，忧国忧民事转烦。
百年三万六千日，不及僧家半日闲。
悔恨当初一念差，黄袍换去紫袈裟。
吾本西方一衲子，因何流落帝王家。
未曾生我谁是我，生我之时我是谁？
长大成人方是我，合眼朦胧又是谁？
兔走乌飞东复西，为人切莫用心机。
百年世事三更梦，万里乾坤一局棋。
禹疏九河汤代夏，秦吞六国汉登基。
古来多少英雄将，南北山上卧土泥。
来时欢喜去时悲，空在人间走一回。
不如不来也不去，也无欢喜也无悲。
每日清闲自己知，红尘之事若相离。
口中吃得清和味，身上常披百衲衣。
五湖四海为上客，逍遥佛殿任君栖。
莫当出家容易得，只缘累代种根基。
十八年来不自由，征南战北几时休。
我今撒手归山去，管甚千秋与万秋。